任性出版

我的孩子是憂鬱，還是不開心？

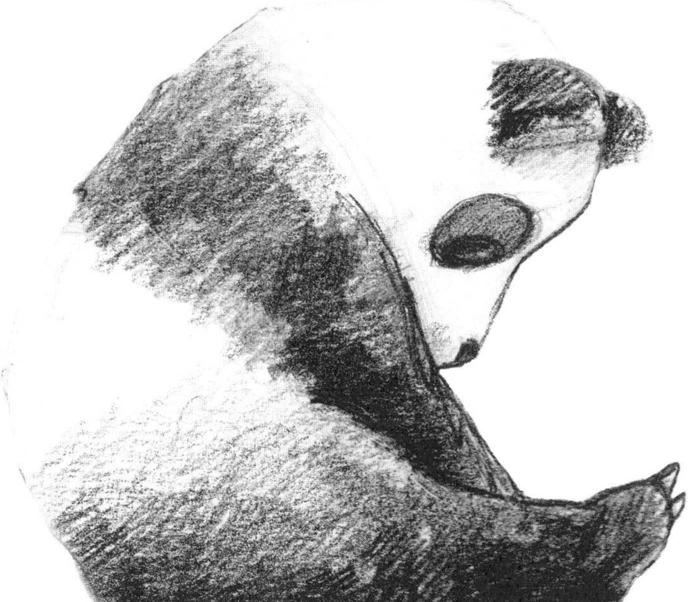

變懶、易怒、冷漠、抗壓性低？
這是少年的必經過程，還是情緒生病了？
二者都需要辨識與處理

康乃爾大學發展心理學博士，青少年心理治療專家
楊意——著

謹以此書獻給開開

Contents

推薦序一　成為孩子心靈的守護者／王意中　007
推薦序二　讓我們一起陪伴孩子走出陰霾／張旭鎧（阿鎧老師）　009
推薦序三　用愛與方法，帶孩子遠離憂鬱／顏安秀　013
前　言　孩子憂鬱了，我卻以為他只是不開心　017

第一部　那些說不出口的情緒障礙　025

1　小孩生活簡單，懂什麼憂鬱症？　027

2 「不要胡思亂想，你就是懶！」 063
3 「我沒有給孩子壓力呀！」 083
4 孩子憂鬱了，該如何幫他？ 105
5 以痛療傷——聽到孩子的求救信號 145

第二部 拯救在憂鬱危機邊緣的孩子 177

6 從「我是為你好」，走向「我和你關係好」 179
7 所有的情緒都能被允許 201
8 走出舒適區，走向學習區 222

Contents

9 協助孩子改善問題 242
10 提升孩子的自我價值感 266
結語 父母的協助永遠不可替代 289
致謝 297
參考文獻 299

推薦序一

成為孩子心靈的守護者

王意中心理治療所所長、臨床心理師／王意中

所有情緒都可以被允許存在，憂鬱也不例外。然而，當情況嚴重到演變成憂鬱症，就不能再視為理所當然。

孩子從憂鬱走向憂鬱症的過程中，父母是否能事先察覺到，孩子的情緒有哪裡不對勁？是否聆聽到孩子正在求救？

我在從事兒童心理諮商與治療的過程中，有時會遇到青少年為憂鬱症所困。他們長期情緒低落，對原本感到有趣的事物失去興趣；精神渙散，且經常猶豫不決，很難做決定；充滿負面想法，覺得自己在這個世界上是多餘的存在；總是出現想自殺的念頭；時常失眠，或容易在睡夢中清醒，又或嗜睡；食慾降低導致體

重明顯下降，或暴飲暴食造成體重明顯上升。

這些指標在在顯示孩子的心理生病了，他被憂鬱症的烏雲籠罩，時常感到窒息。**若父母不理解孩子，很容易以為過一陣子，他的心情就會變好，殊不知孩子正被痛苦吞噬**。

此時，父母不能期待孩子主動開口求助，因為他往往也不理解，為何自己會陷入如此困境。而本書能幫助父母更加了解憂鬱症，察覺到孩子的異樣，成為孩子心靈的守護者；如果孩子遭受憂鬱症侵襲，本書也提供充分的指引，協助家長扮演溫暖的陪伴者，讓孩子了解他不是一個人、不是被這個世界冷落的人。

當爸媽引領孩子躲過憂鬱症的風暴，孩子便能在成長過程中看見希望。

推薦序二
讓我們一起陪伴孩子走出陰霾

知名兒童專注力發展專家／張旭鎧（阿鎧老師）

回想起我剛踏入臨床領域的那幾年，那是充滿挑戰與學習的時光。過去在一次聚會中，透過朋友介紹，我認識了阿宏。當他得知我是職能治療師，專長是專注力訓練時，他迫不及待的把我拉到一旁，開始講述他兒子小傑的故事。

小傑是他的大兒子，當時正在為國中會考做準備。但隨著課業壓力增加，小傑變得難以集中注意力，無論是課堂上還是在家，他都顯得心不在焉。阿宏的話語中充滿焦急和無奈，他提到小傑經常坐在家裡，眼睛盯著電視螢幕，卻對周圍的一切毫無反應。

我後來接受阿宏的邀請，到他家進行家訪。小傑的母親開門迎接，家中的氣氛似乎有些緊張。不久，我親耳聽到阿宏嚴厲的指責小傑。他對於小傑連最基本的家務事都處理不好感到失望，而小傑只是默默的重新排列放錯的餐具。

小傑的外貌和我預想中的形象大相逕庭，他並非身形瘦小、面容憔悴，而是如同被灌飽氣的氣球——受到壓力影響，他只有靠「吃」才能獲得短暫的愉悅。這時我想，會不會是垃圾食物導致小傑變得不專心？阿宏透露，小傑除了在學習上漫不經心，面對他過去喜愛的活動也無法引起他的興趣。

後來在小傑的同意下，我參觀了他的房間。一走進去，就被一片黑暗震撼——牆壁、天花板乃至地板，都被漆成黑色。小傑似乎對此感到自豪，而對於這樣的環境，我選擇給予中立的回應，這也促使他願意開口和我聊天。

與小傑的對話中，我努力聚焦於他的內心世界和注意力問題，同時也在思考他生活中的飲食習慣，是否可能對注意力有所影響。我們後來約好，在另一天進行更詳細的評估。

在評估過程中，我發現小傑並沒有顯著的注意力缺失症狀，於是我推薦他尋求更專業精神科醫師的幫助。同時我也應小傑的請求，每週定時到訪，僅是為了陪伴和交談。阿宏告訴我，自從我開始定期訪問後，小傑的情緒明顯變得比較穩定，專注力也有所提升。

然而數週後，阿宏告訴我——小傑被診斷出患有憂鬱症。從那一刻起，我與阿宏開始了陪伴和引導小傑走出陰霾的旅程，同時致力於改變阿宏對於教育和溝通方式的認知。

如今翻閱這本書，我不禁想到，若當初阿宏和我能接觸到這樣的資源，或許在陪伴小傑的道路上會少一些坎坷。本書不只提供了豐富的知識和案例，也是一盞明燈，照亮了在青少年憂鬱症防治路上，不斷摸索的家庭和專業人員。希望每位讀者都能從本書中獲得力量，並支持和理解正在成長路上的孩子。

推薦序三
用愛與方法，帶孩子遠離憂鬱

基隆市東光國小校長／顏安秀

新冠肺炎疫情雖已趨緩，人們的生活也逐漸回到疫情前的樣態，但有些影響已經形成——根據國外調查，有三分之二的年輕人認為，疫情對心理健康產生長期的負面影響。另外，根據二〇二三年董氏基金會調查，臺灣有將近一四%的青少年，「有明顯憂鬱情緒，需尋求專業協助」。

當我們的孩子不開心、情緒不穩定、易怒、討厭學習、厭惡社交，此時是青春期荷爾蒙作祟，還是他們已經走向憂鬱了？

辨識孩子的情緒問題是否需要幫助，是父母的責任。但大部分的父母不了解憂鬱症，不知道如何釐清症狀，也不了解怎麼協助一個毫無生氣、甚至憂鬱到自殘的孩子。而《我的孩子是憂鬱，還是不開心？》這本書，能幫助我們判斷症狀、理解憂鬱症、聽到孩子的求救訊號，甚至協助孩子改善問題。

當孩子出現異樣時，家長會想先確認，孩子是不是患上憂鬱症了？作者在書中提出十大症狀，如情緒低落、自我價值低下、睡眠障礙、精神活動過度活躍或減退等，這十種症狀只要存在至少五個，且一天中大部分時間都發生，並持續兩週以上，那就是孩子在發出警訊。這時，爸媽若沒有支持與接納孩子，很可能會把孩子推得更遠。面對憂鬱症，絕不是從「孩子有問題」下手；應該從「親子關係是不是發生問題」的角度思考，促使親子關係往好的方向改變。

本書分為兩個部分，循序漸進的說明「孩子憂鬱了，怎麼辦」跟「預防孩子憂鬱，怎麼做」。核心重點在於，就算孩子罹患憂鬱症，已有專業人士協助，但父母的作用還是不可替代，因為愛能平復孩子的不安、自我懷疑或否定，是帶孩子走出憂鬱的關鍵。

書中花極大的篇幅，告訴父母怎麼思考、怎麼做，以避開大部分父母都會犯的錯。不只將青少年帶出憂鬱症泥淖，更幫助父母省思如何和孩子溝通互動。本書也告訴家長，只有愛孩子是不夠的，必須加上方法，提供有效的幫助；當親子關係變好，才有機會幫孩子培養正向穩定的情緒，並建立健康的自我價值感。

所以，家長別再老把「我是為你好」掛在嘴上，只有在「我和你關係好」的狀態下，真正看見、欣賞和信任孩子，才能創造出理想的親子關係，間接為孩子培養健康的人際關係、自我認知，也才能不再為憂鬱所困。

前言
孩子憂鬱了，我卻以為他只是不開心

這是一個普通的家庭。媽媽上班、做家務、接送孩子，每天都很忙碌，幾乎沒有屬於自己的時間，連散步也是出於帶孩子出門運動的目的去做。爸爸工作非常繁忙，脾氣有些暴躁，跟家人說話的語氣像對待部屬一樣，但一有時間就會帶家人外出遊玩。孩子就讀高一，從小到大，所有衣食住行、考試、競賽、升學等事情，主要都是由媽媽負責。媽媽細心照顧孩子，但容易感到焦慮，孩子總嫌她嘮叨。這位媽媽雖然不是完美的母親，然而仍認真努力的做好每件事。

某一天，媽媽收到班導師的訊息，提到孩子「上課狀態越來越差，時常分心、發呆，經常看見她兩眼放空的狀態」。後來，媽媽震驚的發現，孩子大腿內側有幾條未癒合的割痕。當她問孩子割痕是怎麼回事時，孩子給了讓她害怕的回答——「我想休學」。這位媽媽把孩子的事想了又想，為孩子預約心理諮商，她說：「我不知道該怎麼辦，但如果什麼都不做，我害怕會家破人亡。」

當我和這位媽媽回顧孩子的情況時，她說：「**我的孩子憂鬱了，我卻以為她只是不開心⋯⋯**但我沒辦法，只能流淚。我明明是最愛她的人，卻保護不了她，感覺正在失去她，我好害怕，我需要有人教我怎麼幫孩子，孩子需要我。」

爸爸說：「我們一心為她好，她卻好不起來，反而越來越糟糕。不管我給她什麼建議，她都會說『沒用』，還會邊哭邊說我不理解她。我安慰她『沒事的，會好起來的』，她又認為我不重視她。我的孩子怎麼變成這樣？我承認我有些逃避，害怕見到她，因為我不知道該怎麼辦。我也承認我很憤怒，憂鬱症把整個家都毀了。」這些話語，道出了成千上萬父母的心聲。

家庭的幫助不可或缺

近年來，憂鬱症患病率普遍上升。二〇二〇年中國青少年的憂鬱症檢出率為二四．六％，每十個高中生裡，就有一人已經達到了重度憂鬱的程度。北京大學有關中國家庭的追蹤調查資料也顯示，每四個中國家庭中，約有一個家庭的兒童或青少年有罹患憂鬱症的風險。

有些孩子正經歷憂鬱症，更有許多孩子雖然尚未達到診斷標準，但已出現部分症狀，處於亞臨床憂鬱的狀態，若不積極干預或干預不力，容易導致憂鬱症發作。若在兒童、青少年和成年初期發作，屬於早發性憂鬱症，必須高度重視。

比較不同年齡階段，我們發現**憂鬱症越早發作，伴隨的後果越嚴重**，包括終身未婚、職業能力和社交能力受損更嚴重、生活品質更低、症狀嚴重程度更高、對生活和自我的看法更負面、人格障礙發病率更高、憂鬱症發作和自殺企圖出現得更加頻繁。憂鬱症影響孩子的學習和生活，破壞他的人生規畫，甚至讓他變成自己都厭惡的樣子。父母看在眼裡，心痛、焦急、恐懼，甚至也會陷入憂鬱。

孩子罹患憂鬱症不一定是父母的錯，然而防治一定是父母的責任。我承認**大部分憂鬱症需要專業治療，但家庭的幫助仍不可或缺**，而且是專業人士無法代替的。令人感嘆的是，許多家庭無法發揮防治的作用。

僅以我的臨床工作為參考，無論是女生還是男生、國內還是國外，不同年齡的憂鬱症患者有著不同的故事，但有三點是相同的。

第一，他們都默默忍受著憂鬱症之苦。第二，他們講述有關父母如何幫自己的故事時，耐人尋味、令人難過。數不清有多少次，我不由自主的感嘆，要是他們的父母能聽到這些話該有多好。另一個令人難過的事實，也就是第三個相同之處：他們的父母恐怕不會從孩子口中聽到這些話，因為這些孩子和父母的溝通已出現斷層。

從父母的角度來說，有人過於繁忙無暇照顧孩子、有人關心孩子卻不知道如何幫他，或因為孩子的問題隱藏得深而未察覺；而從孩子的角度來說，有人不願與父母溝通、有人想說但不知道該如何說，或說過但因父母的反應而受傷。

絕大多數的父母把孩子當作生命的重心，甚至是全部，而且他們可能只擁有這麼一個孩子。當孩子走到失眠、自閉、厭學甚至輕生的地步時，怎能不令人焦慮？一邊是父母向孩子抱怨：「你什麼都不和我們說！」一邊是孩子氣得說不出話來：「我和你們說了，但你們聽了嗎？」

將責任歸咎於任何一方都是不理性的，還會激起不必要的情緒。因此，我希望大家從「對或錯、好或壞」的對立思維中走出來，把焦點投向更有意義的事上——如何面對、理解和改善。父母是最愛孩子的人，因此協助父母幫助孩子，是我寫這本書的目的。

原來最愛我的人，真能幫助我

本書分為兩個部分：**前面談「孩子憂鬱了，怎麼辦」（第一部「那些說不出口的情緒障礙」），後面談「預防孩子憂鬱，怎麼做」（第二部「拯救在憂鬱危機邊緣的孩子」）**。

讀完第一部後，你會認識憂鬱症的症狀、種類、嚴重性，能全面看待形成原因，從年齡、性別、人格特質、教養方式、學業壓力、父母期待等角度，深入理解導致孩子憂鬱症的因素，以及早避開大部分父母易犯的錯。

第二部談預防憂鬱症的始發與復發。憂鬱症對孩子的日常生活造成許多方面的損害，包括情緒變得低落且不穩定、認知消極而脫離現實、人際關係惡化、解決問題的能力減弱、自我價值感降低、身體虛弱易患病。

父母通常對於孩子的身體健康，會照顧得無微不至，然而在改善孩子的人際關係、情緒、認知、解決問題的能力、自我價值感方面，則還存在較大的進步空間。因此第二部主要從這五個方面，來談如何預防憂鬱症。

先建立足夠好的關係，不期待孩子和同伴、老師、他人的關係變好，而是先從改善親子關係入手。父母和孩子的關係，是孩子的人際關係中極為重要的一部分，如果有所改善，孩子的社會支援系統就會更加完善。當我們和孩子的關係變好，孩子才願意接受我們的幫助。

以足夠好的關係為基礎，接下來還要幫助孩子培養正向穩定的情緒、積極務實的認知、改善問題的能力和健康的自我價值感。這些需要透過父母和孩子在心態與行為上的轉變來實現，我會在後續章節中一一討論。

讀完本書，你會認識到為什麼**「我是為你好」遠遠不夠，還必須做到「我和你關係好」**。你會掌握到幫孩子增加感恩、調節焦慮、減少自厭、穩定情緒的方法，且有能力處理孩子成長中的問題，更加接納、欣賞、信任孩子，從而提升他的自我價值感。

本書是一座連結孩子與父母的橋梁。很多憂鬱症孩子的父母，都感到「無論說什麼、做什麼都沒用」，雖然父母一片好意，但孩子聽起來是紙上談兵。究竟他需要什麼樣的幫助？這本書就在幫孩子發聲，尤其是在憂鬱症邊緣徘徊、谷底掙扎的孩子。你可以把我的話當作孩子心裡話的「轉述」，我還會抽絲剝繭，分析發生了什麼、如何在困難中找到希望與方向。本書也會幫助父母，聽到孩子想說卻沒說的話，教給他們詳細的方法，讓他們可以穿過憂鬱症握住孩子的手，從冰涼握到溫暖。

本書可以幫助父母真正「看見」孩子。所謂真正「看見」孩子，就是「開竅」了，不須再拿道理來克制或壓抑自己。壓抑一定會爆發，克制一定會放棄，難以持久，而且挫敗感加倍。而開竅則不然，行為符合道理，而不會被道理約束，這樣才能和孩子更好的相處，並更有效的防治憂鬱症。這本書也幫父母「被看見」，希望回應父母的「苦衷」。生活裡，有太多想做耐心父母的人，都敗給了「熊孩子」，忍不住會爆發，事後卻後悔。生活裡，有太多承受壓力、備受煎熬的父母，卻沒有教練教給父母如何對待自己的孩子。生活裡，沒有字典定義究竟哪樣是對、哪樣是錯，如何更好、如何更差。這就是生活，沒辦法完美，沒辦法絕對正確。在我們看到並接受現實的同時，盡力想得周全、做得周到。

如果用一個公式定義這本書，那就是「愛＋方法＝幫助」，在很多家庭中，愛是足夠的，但須增加方法。具體而言，是了解憂鬱症和相關心理學的理論，根據不同情況運用應對的方法。你不必擔心這本書沒有用或不好懂，它是務實、全面、經過檢驗的，**是我研究兒童和青少年憂鬱症，以及在臨床實務中防治兒童和**

青少年憂鬱症的經驗合集。由淺入深，有理論、有方法、有練習。

閱讀並實踐這本書中的內容，你不僅能幫到孩子，而且清楚知道是什麼幫助了孩子。每一個父母的成長，都在向其他父母傳播希望，也平復著所有孩子心底的不安——**原來最愛我的人，真的能幫助我**。

雖然我希望能對兒童和青少年憂鬱症的防治做出系統性的講解，盡可能明確的指出方向，提供許多方法，但是無法做到盡善盡美。如果你發現本書的不足之處，懇請批評指正。

第一部

那些說不出口的情緒障礙

在日益激烈的競爭中，越來越多的孩子在小小年紀，就表現出不同程度的憂鬱跡象，令父母憂慮不已。擔心之餘，唯有**及早發現、科學應對**，才能避免惡化，使病情得以穩定、好轉和康復。

本書的第一部回答父母都關心的問題：如何判斷孩子是否得了憂鬱症？如果得了憂鬱症，在與孩子互動中要注意哪些問題？萬一孩子有自傷、甚至自殺的意圖，又該如何處理？

① 小孩生活簡單，懂什麼憂鬱症？

我懶、我沒用，我什麼也做不好，我對不起他們（父母）……。

——來訪者

當我見到前言提到的孩子時，我問她：「妳剛才告訴我的這些症狀，持續多久了？」「很久了。」「大概從什麼時候開始？」「國一。」女孩的眼神空洞，說話聲音很輕，話很少。本來就只有我們兩個人的諮商室，顯得更空蕩了。

「這麼久了？有這麼久嗎？」當我和父母單獨面談時，媽媽驚訝的在記憶中尋找種種跡象。當我綜合各方面資訊，得出憂鬱症的診斷時，她的反應是早有預料但仍難以面對。「你說她真的得了憂鬱症嗎？她最近是不開心。然而，在過年和暑假的時候，她和她表姐玩得很高興，看起來很正常啊！」媽媽有些遲疑。我解釋，**憂鬱中的孩子還是能有暫時的、輕微的愉悅體驗**，如同太陽在烏雲中擠出一條縫隙，讓她有短暫的晴天。

我問：「但大多數時候孩子是不是疲憊不堪、情緒低迷？」「對，低迷！完全沒有一點年輕人應該有的朝氣！」爸爸插進來，表情嚴肅而不滿。

「她以前有朝氣的時候是什麼樣子？」我又再詢問。「例如特別喜歡畫畫，一畫就是幾小時，但有這時間來做習題，不知道有多好。我一直跟她說，畫畫不要耽誤學習。要不就認真的學畫畫，她又不肯，只是自己瞎畫。不是我們不支持她。」在媽媽看來，孩子過去聰明、興趣廣泛。我問：「現在不畫了？」「現在哪有時間畫，這點她還是知道的。」沉默了一會兒，媽媽接著說：「她好像連打電動、看電視都不感興趣，只是躺在床上，什麼也不做。」

我以為我了解孩子

其實，在與孩子的第一次面談中我感受到，和孩子的興趣一同消退的還有很多東西。對孩子來說，吃到的，變得索然無味；看到的，變得黯淡無光；想到的，變得消沉無望；感受到的，變得厭倦無趣。取而代之的，是累，連起床、穿衣、洗漱這類日常自理活動都感到困難；是痛，別人覺得沒什麼大不了的事，讓她痛心入骨；是煩，孩子變得經常暴跳如雷、歇斯底里。

爸爸的陳述也驗證了壞脾氣這個問題。「她現在脾氣可大了，不能說，一說就炸。我告訴她只須操心學習。然而現在作業做不完也不在乎，考試成績退步也無所謂，要不是她媽媽每天送她上學，我看她連學校都不想去了。最可怕的是，她的想法太負面了，看哪裡都不好。你對她好，她也感受不到。」

在隨後與孩子的面談中，我也注意到，生活中正面的、令人振奮的、給人希望的刺激似乎被遮蓋，她只能接收到生活中負面的、令人感到悲觀或憤怒的事。正面想法越來越少出現，頭腦被負面想法占據，陷入「我不夠好，我不如人，我什麼也不是」的自卑感，以及「我後悔、我懶、我沒用，我什麼也做不好，我對不起他們（父母）」的內疚感中。

孩子告訴我，白天時她腦袋裡都是負面的想法，看什麼都很煩躁，情緒很低落，沒有活下去的欲望，很想自殺，但理智勸自己要堅持。

「我怕妳告訴我媽媽，我想自殺。」「如果妳媽知道妳有自殺的念頭，她會怎麼樣？」「她肯定承受不了，會崩潰。」

「妳擔心她。」我點頭，看著她：「**想自殺這件事，可不可以不否認它，也不恐懼它，就只是坐下來平靜的說一說？**要是能平靜的說一說，該多好？」

「是啊。」她說。

與孩子面談的同時，我也會根據情況和父母面談。一直以來，全家人都很努力，為了讓孩子過得好，但孩子和朋友疏遠，連好不容易考上的明星高中都要放棄，還自傷。「不管我給她什麼建議，她都會說『沒用』，還會邊哭邊說我不理解她。」爸爸說：「我們也不了解憂鬱症，沒學過心理學。我承認我有些逃避，害怕見到她，也承認自己很憤怒。憂鬱症把整個家都毀了。」

「其實，很多父母會在憂鬱症孩子那裡吃閉門羹，長此以往，難免讓人感到無助、憤怒、自我懷疑和自責。」我說：「同時，孩子有孩子的原因。她默默且艱難的和憂鬱症奮鬥了很長的時間。她心裡想的是：『我已經努力很久但還沒好起來，你憑什麼說會好起來？你怎麼知道我沒試過這些建議？如果建議有用的話，還會這麼嚴重嗎？』雖然父母是一片好意，但孩子聽起來是無用的幫助。那究竟什麼是她需要的？讓我們一起琢磨。」

一陣沉默後，媽媽說：「孩子憂鬱了，我卻以為她只是不開心……我明明是最愛她的人，卻保護不了她。」她扭過頭去，難以抑制哽咽，使勁搓著手：「我好害怕，我覺得正在失去她，我需要有人教我怎麼幫孩子。孩子需要我。」

「這一刻，妳心疼孩子的變化，孩子何嘗不討厭現在的自己？想回到得憂鬱症之前卻回不去，多無助？她這四年，是否也流過很多淚？是否也覺得正在失去自己、失去未來？她該有多害怕？她也需要有人幫助她，她也需要妳。」我看著這位媽媽說：「妳和她在一起，沒有逃避。從國一逐漸惡化到現在，快四年的憂鬱症很難說好就好。然而重要的是，雖然她還在痛苦中，但**她不再是獨自面對。這本身就是一種她需要的幫助。**」

「如果孩子罹患憂鬱症跟我也有關係，我也想知道。」一直沒說話的爸爸突然說了這句話。

「我也是。以前看過新聞報導有學生自殺，但沒想到憂鬱症找上我的孩子。我一直認為自己知道怎麼當父母，面對自己的孩子，還能不了解嗎？然而憂鬱症如當頭棒喝，**我才意識到我並不了解孩子**，也不知道該怎麼辦。」媽媽說。

他們的眼眶溼了，之前的很多不滿，似乎在淚水中逐漸消散。父母和孩子從不滿的嘆氣，到為同一個原因哭泣，在痛苦中和解。父母終於開始看到孩子內心的畫面，在看到之後沒有否認，也沒有大哭、昏倒崩潰，只是安靜的流淚。這是真正的「有我在」，帶著這樣的心態，接下來就讓我們開啟憂鬱症的學習之旅。

憂鬱症遠不止不開心

早在一九七〇年代，美國心理學家保羅．艾克曼（Paul Ekman）就根據對臉部表情的研究，發現人類具有六大跨越文化的共同情緒：快樂、悲傷、恐懼、驚訝、憤怒、厭惡。這六種情緒可以組合產生出其他情緒。二〇一七年，美國心理學家艾倫．科文（Alan Cowen）和達契爾．克特納（Dacher Keltner）發現，人類的情緒至少有二十七種，例如尷尬、焦慮、困惑、厭倦、痛苦等。每種情緒並非單獨存在，通常與其他情緒互相有關聯。

「憂鬱」的英文「depression」，其拉丁文的字根意為「往下壓」（pressed down）。嚴格來說，憂鬱不是一種單一的情緒。而是一組「向下的」情緒，包含悲傷、沮喪、困惑、痛苦、絕望等。而憂鬱症遠不止「向下的」情緒。

美國心理學之父威廉・詹姆斯（William James）曾經患有憂鬱症，他對其描述為「不停發作的煎熬和痛苦，是健康的生命完全不知道的」；諾貝爾文學獎得主、美國作家厄尼斯特・海明威（Ernest Hemingway）在《老人與海》中隱射自己的憂鬱症，「你盡可能把他消滅掉，可就是打不敗他。」《哈利波特》的作者J・K・羅琳（J. K. Rowling）在談到自己的憂鬱症時也說：「不知道何時才能再開心起來，不存在希望，一種死了的感覺，和不開心完全不同。」她在《哈利波特》中對催狂魔的描寫，正是指憂鬱症：「催狂魔是這個世界上最醜惡的生物……牠們把周圍空氣中的和平、希望和快樂都吸乾……催狂魔靠近時，所有美好感覺、快樂記憶都會被牠吸走……留給你的只有一生中最壞的記憶。」

綜觀親身經歷者對憂鬱症的描述，可發現一個重點：**憂鬱症遠不止不開心**。憂鬱情緒只是憂鬱症在情緒上的症狀，當憂鬱情緒伴隨身體、行為、認知、自我態度、人際關係等層面的症狀（symptom），構成一組症候群（syndrome）時，就從憂鬱情緒變成憂鬱症——**一種持續感到難過或對事物失去興趣的心境**。

根據世界衛生組織最新公布的「國際疾病分類（第十一版）」（ICD-11），憂鬱症有十大症狀：情緒低落、對活動的興趣或樂趣明顯減少、集中注意力和保持注意力的能力下降或明顯優柔寡斷、自我價值低下或有過度或不恰當的內疚感、對未來絕望、反覆出現死亡或自殺念頭或自殺未遂、睡眠障礙或睡眠過多、食慾或體重顯著變化、精神活動過度活躍或減退（Psychomotor agitation or retardation），以及精力下降或疲勞。

憂鬱症的診斷必須滿足以下標準：同時存在以上十個症狀中的至少五個；這些症狀必須在一天中的大部分時間都發生，而且幾乎每天都發生，如此**持續至少兩週**；症狀之一必須是以上症狀中的前兩項，即情緒低落或對活動的興趣明顯減少；症狀必須導致顯著的功能損傷；症狀的發生不能被其他因素解釋，例如不是受某種物質或藥物的影響、不是另外某種健康狀況的表現，也不是喪親所致。

以下是父母在生活中，可觀察到憂鬱症在各方面最突出的症狀表現。

在身體上，飲食變得不規律；體重隨之快速下降或上升；睡眠紊亂，出現失眠或嗜睡的現象；精力明顯不足；有時出現頭痛、胃痛或胸悶等身體症狀（somatic symptoms）。有研究表明，**憂鬱症的確會降低免疫系統功能，增加患病和疼痛的風險**。

在行為上，身體症狀帶來的疲勞感會影響日常活動。例如起床、刷牙、穿衣服和洗澡，都會變得極其困難，要花很長的時間完成。**這容易被錯怪為偷懶、故意拖拖拉拉**。此外，**原本能帶來快樂的活動（例如愛好、娛樂或打扮），現在味同嚼蠟，感受不到樂趣**。因為失樂（anhedonia）而更加提不起興趣，失去動力。本來喜歡和容易做的事是如此，更別提原本就不喜歡和有難度的事，例如面對學業、社交和運動時，更容易退縮、逃避或放棄。

在認知上，注意力不集中、健忘、難以學習新知識，或是思維變得遲鈍、扭曲、固化、消極，甚至扭曲的觀點占據頭腦，導致判斷力下降，容易做出對自己或他人不利的決定。

在自我態度上，因為能感覺到自己有上述各種「不尋常」，加上消極的思維方式，會頻繁的對自己做出極端的負面評價，認定自己一無是處、不值得被愛，感到愧疚自責、無助絕望，甚至想自殺。

在人際關係上，受到身體不適、情緒低落、行動乏力、認知消極和自尊低下等各方面的影響，對與人交往持有懷疑、緊張、恐懼甚至痛苦的心態，在人際關係中容易感到格格不入、被拒絕、被拋棄、挫敗和孤獨，行為上出現寡言、退縮和自我封閉的現象。

基於「**憂鬱是情緒，而憂鬱症是包含（但不限於）憂鬱情緒的精神障礙**」這一本質區別，憂鬱情緒和憂鬱症表現出以下不同：

憂鬱情緒是所有人都會有的體驗，每個人都有不開心的時候；然而，憂鬱症必須滿足上文描述的診斷標準。

憂鬱情緒的起因是傷害性或挫折性的經歷，而憂鬱症的病因包括遺傳基因、生活環境、教養方式、神經傳導物質、性格特質等因素，更加複雜；僅有一樁單獨的傷害或挫折事件即可引發憂鬱情緒，而因遭遇而引發的憂鬱症可能是多重傷害和挫折的疊加；憂鬱情緒持續時間較短，而憂鬱症至少連續發作兩週或間斷發作一個月，更有常年甚至終生發作的情況；憂鬱情緒因持續時間較短而影響相對較小，而憂鬱症會導致無法正常生活、學習、工作、與人來往；憂鬱情緒可透過安慰、鼓勵、轉移注意力等方式調節，甚至即使什麼都不做也可能自行恢復，而憂鬱症則需要諮商心理師和醫生的專業幫助才能克服。

了解了以上的區別，父母就能判斷孩子是有憂鬱情緒，還是得了憂鬱症。例如，孩子考試名次下降了，把自己關在房間裡，到了週末你帶他去遊樂場，一路上歡天喜地，回家後也一切恢復正常。這恐怕是對一次挫折產生的憂鬱情緒；然而，如果孩子因為考試名次下降、好朋友撇下自己和別人玩、父母經常吵架鬧離婚，使他好幾個月經常把自己關在房間裡，哭泣、不吃飯、不理人，而你以前能逗他開心的方法現在不管用，老師也表示他在學校的表現變差，且越來越自閉，那很可能是得了憂鬱症。

既然憂鬱症是一種疾病，那麼我們對待憂鬱症的態度，應該如同我們對待其他疾病一樣，去重視它，儘早確診，配合治療，對生病的孩子多關心、鼓勵和支持，幫助他好轉和康復。

「小孩子怎麼可能得憂鬱症？」

有人會說：「小孩子怎麼可能得憂鬱症？」這不僅使普通人困惑，而且在臨床和學術界，兒童和青少年憂鬱症也曾長期得不到承認。首先，兒童精神病學本身就是一門相當年輕的學科，在一九三〇年代才誕生。然後，從一九七〇年代開始，兒童和青少年憂鬱症才被逐漸接受並被視為真實存在的疾病，在臨床上得到承認，在學術上得到廣泛的研究。如今，憂鬱症已經成為青少年面臨最普遍和最嚴峻的挑戰之一。

據世界衛生組織調查顯示，在二〇〇五至二〇一五年的十年間，憂鬱症的發病率增長了一八％，憂鬱症患者中有半數在十四歲以前就已出現相關症狀，但多數人未被發現，沒有及時被重視，也沒有得到治療。憂鬱症成了精神失能（mental disability）和身體失能（physical disability）的首要原因。

兒童和青少年憂鬱症發病率仍在逐年上升。究其原因，一方面，心理教育普及、精神衛生意識增強、醫療條件提高，使得許多原本隱蔽的憂鬱症案例得以被發現；另一方面，高度緊張的社會環境、日益激烈的學業競爭、加速擴大的親子代溝，以及追求快感又充滿霸凌的網路世界、社群媒體、線上遊戲等，都增加了當今兒童和青少年罹患憂鬱症的風險。

兒童和青少年憂鬱症，在不同年齡階段有不同特點。在**兒童期，即小學階段（六至十二歲）**，多表現為：經常無故頭痛、肚子痛或其他身體不適；過度的焦慮、擔憂；沒人招惹就產生敵意和突然表現出攻擊性言行，經常不聽話、發脾氣；呈現出悲傷或無助的言行，愛流淚；低自尊；過度敏感、情緒起伏大；明顯的體重增加或減少；作息發生變化；不想上學，經常曠課；學校表現變差；過度活躍、多動；社交減少，對和別人玩耍幾乎沒有興趣，與人溝通的狀態差；有離家出走的想法或嘗試；開始有自我傷害或自殺的想法。

兒童期憂鬱症有三大特點。第一，因為孩子對情緒識別和表達的能力有限，**他可能沒有憂鬱症的概念**，即使有部分概念也可能**無法意識到自己患病了**，所以很難聽到孩子直接以語言表達「爸爸媽媽，我得憂鬱症了」。取而代之的是，孩子透過身體語言來表達，這又存在性別差異。

男孩更容易透過外化（externalizing）的身體語言表現症狀，例如打架、欺負他人；而女孩則更容易透過內化（internalizing）的身體語言表現症狀，例如表達身體不適，尤其是病狀模糊、原因不詳的身體不適。

第二，因為小學是進入學校教育的最初階段，去學校上課和回家做作業占據孩子生活的絕大部分，如果孩子不適應學校教育，容易出現憂鬱症狀，而憂鬱症狀又影響孩子的學業表現。所以這一時期的相關表現為做作業拖拖拉拉、注意力不集中、成績下降、逃避挑戰、不願嘗試新事物。

第三，一般而言，小學階段的孩子，相對於學前的孩子，表現出更長時間的不開心，而且開始出現自傷或自殺的想法，但相對於國高中的孩子，又尚未開始付諸行動。

到了**青春期，即國高中階段（十二至十九歲）**，憂鬱症多表現為：持續的不開心、悲傷、無助；缺少熱情、活力、動力；煩躁、生氣、暴怒；長期的擔憂，過度的恐懼；過度的內疚，感覺自己沒有能力滿足自己和他人對自己的期望；成績下滑，違反校規；和權威人士（如老師或家長）之間產生衝突；疏遠朋友，不參與活動；低自尊，對拒絕、批評、失敗極度敏感，對批評反應過度；想問題鑽牛角尖，有非常負面的預判；優柔寡斷，難以集中注意力，健忘；坐立不安；在飲食或睡眠上有改變；不打理外表；抽菸、喝酒、使用成癮性物質；進行有損自我健康的冒險性行為，例如偷東西、曠課、離家出走；關注死亡話題；有自傷或自殺的想法、計畫、嘗試。

青春期憂鬱症有三個特點。第一，在青少年憂鬱中最常見的模式，是非典型憂鬱症（atypical depression），雖然憂鬱，但**有時會反彈，看起來很正常，自我感覺也良好**，因此容易被孩子和父母忽略，耽誤了診斷和治療。第二，**女生罹患憂鬱症的比例是男生的兩到三倍**。我會在後續章節詳細描述。第三，孩子在情緒上經常表現為暴躁、易怒，而非悲傷。

當父母看到孩子情緒低落時，比較容易懷疑孩子是否罹患憂鬱症，**但看到孩子動不動心煩發火、暴跳如雷、霸道不講理時**，容易認為孩子是性格不好、不講禮貌、不尊重人，**不會聯想到憂鬱症**。然而，根據臨床經驗和研究發現，**易怒是青春期憂鬱症的重要指標**。兒童期和成年期的憂鬱症狀更像，而青春期憂鬱症的顯著症狀是易怒。如果除了易怒之外，還伴隨喪失興趣與快感及其他憂鬱症狀，那麼哪怕沒有明顯的憂鬱情緒，也符合憂鬱症診斷。

綜觀孩子的不同發展階段，兒童和青少年的憂鬱症呈現出哪些特點？首先，憂鬱症經常和其他心理疾病相伴存在。

以美國資料為例，在三至十七歲有憂鬱症的孩子中，近七五%也有焦慮症，近五〇%也有行為問題。在三至十七歲有焦慮症的孩子中，超過三〇%有憂鬱症，近四〇%有行為問題。在三至十七歲有行為問題的孩子中，二〇%有憂鬱症，超過三五%有焦慮症（參考下頁圖表1-1）。

其次，整體而言，女孩在成長過程中，比男孩面臨更大的憂鬱症風險。雖然在十歲以前，男孩與女孩的憂鬱症患病比例相當，但到了青春期，女孩患病率增幅遠超男孩。最後，憂鬱的比例隨著年齡的增加而增加，也就是說，**年紀越大的**

孩子中，罹患憂鬱症的人數越多。以美國部分研究為例，在三至五歲，大約二十五人裡就有一人罹患憂鬱症；在六至十一歲，將近二十個人裡就有一人罹患憂鬱症；而到了十二至十七歲，差不多每八個人裡就有一人罹患憂鬱症。

最後這一特點值得展開論述。為什麼年齡越大，罹患憂鬱症的風險越大？第一，隨著年齡的增長，遭遇創傷、災難、疾病等，各種可能引發憂鬱症的經歷其機率就會越大。

第二，家庭中有可能存在不良狀況，例如教養方式不合適、父母虐待或忽視孩子、父母患有（沒被診斷、

圖表 1-1　兒童和青少年憂鬱症，常和其他心理疾病相伴存在（美國資料為例）

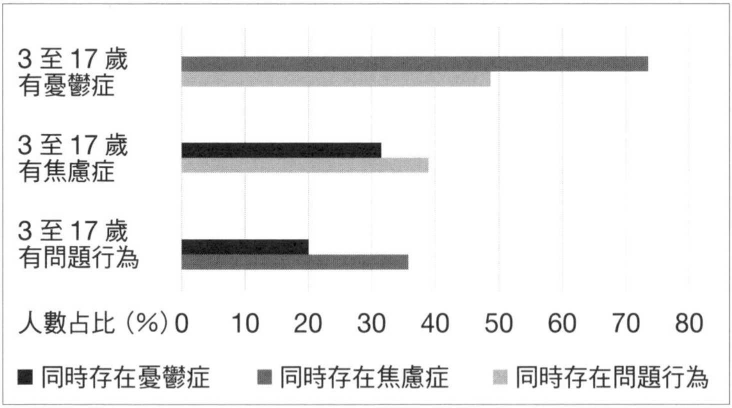

未得到治療的）心理疾病或精神障礙、父母經常爭吵甚至家暴等，對孩子的傷害會不斷累加，最終成為爆發性災難事件。

第三，除了學業壓力之外，學校環境中的師生關係和同學關係，是孩子每天不得不面對且無法擺脫的，也可能增加孩子罹患憂鬱症的風險。例如，我的一位來訪者，曾在小學時聽到同學給自己取了難聽的外號，原本不在意外表的她開始對身材感到自卑，即使減肥成功後依然擺脫不了「我很醜」的信念。至於為什麼青春期罹患憂鬱症的風險最大，我會在後續章節中詳細解釋。

認識不同類型的憂鬱症

參照目前最主流的精神障礙診斷標準——美國《精神障礙診斷與統計手冊（第五版）》（*DSM-5*）、「國際疾病分類（第十版）」（ICD-10）和《中國精神障礙分類與診斷標準（第三版）》（*CCMD-3*），與兒童和青少年有關的憂鬱症包括以下類型（統整於第五十頁圖表1-2）。

1. 重度憂鬱症

重度憂鬱症（major depressive disorder）的診斷標準是，在長達至少兩週的時間裡，幾乎每天的大部分時間有憂鬱情緒，或對原本感到有趣的活動失去興趣，並伴有四種以上其他症狀，且造成臨床上顯著的心理痛苦（distress），或是學業、事業、社交、自理等方面的功能損傷。對於憂鬱情緒的界定是感到傷心或沒有希望。

其他症狀包括：在沒有刻意改變體重的情況下，體重在一個月內發生五％以上的增減、胃口增減，兒童達不到體重增加的正常預期；睡眠障礙，包含失眠和嗜睡；精神活動減退或躁動不安，嚴重到他人能察覺到變化的程度；累，慢性疲倦、精力不足、效率低下；感到自我毫無價值，有過度且不實際的內疚；思考能力、注意力、決策能力受損，嚴重到自己或他人能觀察到的程度；反覆出現死亡的想法（而不只是恐懼死亡）、自殺意圖（suicide ideation）或自殺嘗試（suicide attempt）。重度憂鬱症又有四個亞類型：

- 非典型憂鬱症。儘管被稱為「非典型」，但不代表它不常見。它不僅占憂鬱症患者中的一八%至三六%，而且是青少年憂鬱症中最典型的模式。之所以被稱為「非典型」，是因為患者的情緒會隨著外部環境的改善而有所緩解，當有一件積極的事件發生時，心情能暫時的改善，稱為具有情緒反應性。

除了具有情緒反應性，非典型憂鬱症還需要滿足兩種以下其他症狀：胃口或體重顯著增加、嗜睡、四肢有沉重感（稱為鉛樣麻痺），以及長期（包括在沒有憂鬱症時）對於人際間的批評或拒絕過度敏感，因此導致社交或事業功能受損。非典型憂鬱症發病早，始於青春期；女性患病比例比男性高四倍；在發作與發作之間的康復是不完全的，部分症狀仍然持續；有獨特的人格心理病理學和生理學特徵；通常和焦慮症併發；有更高的自殺風險。

• 抑鬱型憂鬱（melancholic depression）。表現為失樂、缺乏情緒反應性，即積極的事也改善不了情緒；另外具有三種以下其他症狀：憂鬱、胃口或體重嚴重減少、情緒在早上最差、早醒、精神活動減退或躁動不安。比較抑鬱型和非典型憂鬱症患者，研究發現二者在下視丘－垂體－腎上腺軸（hypothalamic-pituitary-adrenal axis）和發炎指標（inflammatory markers）上有所不同。

• 精神病性憂鬱症（psychotic depression）。患者除了憂鬱症狀之外，還會出現精神病症狀，主要是妄想（如迫害妄想、疾病妄想）和幻覺（如幻聽、幻視），以及在此基礎上的思維混亂、與現實連結感受損、行為失常。大約二〇%的重度憂鬱症患者有精神病性憂鬱症。

- 緊張性憂鬱症（catatonic depression）。雖然較少見但很嚴重，主要表現為運動功能紊亂，例如經常保持緘默、身體僵直、身體不能活動、做無目的或奇怪的動作。

2. 持續性憂鬱症

成年人持續性憂鬱症（persistent depressive disorder）的診斷標準是，長達至少兩年，多數日子中，一天大部分時間處於憂鬱情緒，並伴有兩種以下其他症狀：食慾下降或過量飲食、失眠或嗜睡、精力不足或慢性疲倦、低自尊、難以集中注意力、難以做決定、感到沒有希望。

而兒童和青少年持續性憂鬱症的診斷標準則是，長達至少一年，多數日子中，一天大部分時間處於憂鬱或易怒情緒，並伴有兩個上述其他症狀。可見易怒是兒童和青少年憂鬱中特別值得注意的症狀。超過五〇%的持續性憂鬱症患者，在二十一歲前就有明顯的症狀出現，通常始於青少年時期。另外，雖然在兒童中相對少見，但仍然存在——事實上，研究發現在五歲兒童中，就有患持續性憂鬱症的案例。持續性憂鬱症的平均病程是四、五年，但也可長達幾十年。

3. 雙重憂鬱症

雙重憂鬱症（double depression）是重度憂鬱症和持續性憂鬱症的結合，時間長、病情重。它往往先從持續性憂鬱症開始，隨著時間推移，出現更多的症狀，構成重度憂鬱症診斷，也就是出現重度憂鬱發作，因兩種憂鬱症併發，故稱為雙重憂鬱症。五〇%以上的持續性憂鬱症患者會發展成雙重憂鬱症，尤其持續性憂鬱症開始的第二年和第三年，發生重度憂鬱症而形成雙重憂鬱症的風險最大。

4. 經前不悅症

經前不悅症（premenstrual dysphoric disorder）主要指女性於經期前發作的焦慮症。它有不少於五種症狀，其中至少一種症狀來自以下四項：情緒起伏，突然傷心流淚，對拒絕更加敏感；易怒、生氣、人際衝突增多；有憂鬱情緒，感到沒有希望，對自己有挑剔責備的想法；焦慮、緊張、煩躁不安。

其他症狀包括：對日常活動興趣降低，發現自己變得難以集中注意力；疲倦、慵懶、精力不足；胃口大變，飲食過量，或有特別渴求的食物；失眠或嗜睡；感到失控、不知所措；生理症狀如乳房脹痛、關節痛、腹脹、水腫等。

這些症狀必須在非經期前是不存在的，只在經期之前七至十天開始出現，在幾天內緩和，生理期結束後消失。經前不悅症是經前症候群（premenstrual syndrome）的更嚴重形式。研究表明，八〇％至九〇％女性有部分經前症候群症狀，三〇％至四〇％女性有嚴重的經前症候群症狀，三％至八％的女性有經前不悅症。可能隨年齡增大而加重。

5. 分裂性情緒失調症

分裂性情緒失調症（disruptive mood dysregulation disorder）主要針對兒童。其主要特徵是長期、持續性的易怒。一週內反覆出現（至少三次）嚴重的大發脾氣，有攻擊性語言或行為，其憤怒強度和持續時間，與年齡和所遇的刺激無法匹配；在不發脾氣時也處於易躁怒的情緒中。

要達到診斷標準，症狀需要出現至少一年，而且出現在至少兩個生活環境中，如在家裡、在學校、和同齡人相處時。開始的年齡可以早於十歲，但必須滿六歲才能做此診斷。分裂性情緒失調症具有極強的併發性，只有這個障礙而不存在其他障礙是很罕見的。

6. 季節性憂鬱症

季節性憂鬱症（seasonal affective disorder）通常在晚秋初冬開始，隨著天氣變冷而加重，在入春後開始緩解，隨著天氣日益晴朗而消失。有少部分人是反過來的，春夏發病，秋冬復原。總之，以年為單位，在特定季節發作，且在其他季節從未發作。除了常見的憂鬱症狀（如憂鬱情緒、興趣和快感的喪失），秋冬季患者表現為嗜睡、格外渴求高碳水食物、體重增加、精力不足，而春夏季患者表現為失眠、沒胃口、體重減輕、煩躁焦慮。

以上介紹的都屬於心境障礙（又稱情感障礙）。此外，有兩類和心境障礙平行的精神障礙，也與憂鬱症相關，值得介紹。它們分別是有憂鬱情緒的適應障礙和雙相障礙。

又憂鬱又躁狂

有憂鬱情緒的適應障礙，俗稱情境型憂鬱（situational depression），是適應

圖表 1-2　與兒童和青少年有關的憂鬱症

憂鬱症	特色
重度憂鬱症	‧ 在長達至少兩週的時間裡，大部分時間有憂鬱情緒，或對原本感到有趣的活動失去興趣，並伴有四種以上其他症狀，且造成臨床上顯著的心理痛苦，或學業、事業、社交、自理等方面的功能損傷。 ‧ 有四個亞類型：非典型憂鬱症、抑鬱型憂鬱、精神病性憂鬱症、緊張性憂鬱症。
持續性憂鬱症	大部分時間處於憂鬱或易怒情緒，此情形長達至少一年，並伴有兩個其他症狀。超過 50% 的患者，在 21 歲前就有明顯的症狀出現，通常始於青少年時期。平均病程是四、五年，但也可長達幾十年。
雙重憂鬱症	重度憂鬱症以及持續性憂鬱症的結合，時間長、病情重。往往先從持續性憂鬱症開始，隨著時間推移，出現重度憂鬱發作。50% 以上的持續性憂鬱症患者，會發展成雙重憂鬱症。
經前不悅症	症狀只在經期之前 7 至 10 天開始出現，在幾天內緩和，生理期結束後消失。經前不悅症是經前症候群的更嚴重形式，3% 至 8% 的女性有經前不悅症。
分裂性情緒失調症	主要針對兒童。主要特徵是長期、持續性的易怒。一週內反覆出現（至少三次）嚴重的大發脾氣、有攻擊性語言或行為。要達到診斷標準，症狀需要出現至少一年，而且出現在至少兩個生活環境中。開始的年齡可以早於 10 歲，但必須滿 6 歲才能做此診斷。
季節性憂鬱症	通常在晚秋初冬開始，隨著天氣變冷而加重，在入春後開始緩解，隨著天氣日益晴朗而消失。有少部分人相反，春夏發病，秋冬復原。

障礙的一種，以憂鬱情緒為症狀。它是被生活中的壓力事件（如與朋友斷交、與戀人分手、生病、考試落榜、畢業等）觸發的短期壓力反應和適應不良，在壓力事件發生的三個月內出現症狀，在壓力事件消失後的六個月內，會逐漸適應，症狀緩解甚至消除。

雙極性情感疾患／雙相（向）情緒障礙症（bipolar disorder，簡稱雙相症，又稱躁鬱症）是**又有憂鬱發作又有躁狂（mania）發作**的精神障礙。其中憂鬱發作的症狀是重度憂鬱症的症狀。而躁狂發作的核心是持續異常的高亢、煩躁，精力提升，目標導向性行為增多。

症狀包括：自大；睡眠需求減少（例如睡三小時就感覺睡夠了）；話變多，語速變快；思緒洶湧，腦子飛速運轉；注意力容易分散（自己注意到或他人觀察到）；精神活動過度活躍，精力旺盛，動作迅速，覺得什麼都做得了，於是為自己安排很多事（但是在憂鬱發作時根本無力完成）；出現過多有痛苦後果的行為（例如無節制衝動消費、不安全性行為）。

如果症狀持續一週以上，造成學業、事業、社交等方面的功能受損，發生幻覺、妄想等精神病性症狀，或構成住院的必要性（以防控病情對自己或他人的傷害），那麼稱為躁狂，有躁狂則構成第一型雙相症（Bipolar I）。如果症狀持續四至七天，對學業、事業、社交等功能影響較輕，沒有精神病性症狀，也不構成住院的必要性，那麼稱為輕度躁狂（hypomania），有輕度躁狂則構成第二型雙相症（Bipolar II）。

除了躁狂程度不同之外，相異之處還包括：第二型比第一型常見；第二型的憂鬱發作持續時間較長，一般為一年，而第一型的憂鬱發作持續時間較短，一般為六個月。那麼第二型會不會惡化，從輕度躁狂變成躁狂，變成第一型？機率很小，有研究顯示，第二型發展成第一型的機率小於五%。而且就遺傳因素而言，第二型患者家族病史中往往也是第二型，較少是第一型或憂鬱症。

除了第一型和第二型之外，雙相症還有兩個細分診斷值得了解。一個是混合情緒狀態（mixed affective state），指躁狂症狀和憂鬱症狀同時出現，在躁狂與憂鬱之間快速切換。此混合狀態一般持續時間較短，臨床上較少見，但非常危險。因為既有憂鬱情緒和負面思維，又有過度旺盛的精力、衝動、躁動不安，這種負面又強烈的能量，容易把人推向對於一般人而言，需要很大勇氣的極端行為，因此自殺風險更高。

另一個是環性情緒障礙（cyclothymic disorder），每次發作持續時間很短（幾天到幾週），但發作頻繁。有一項研究指出，六％的環性情緒障礙患者後來發展成躁狂，成為第一型雙相症；二五％發展出重度憂鬱症，成為第二型雙相症。有環性情緒障礙的人，家族中往往有雙相症，很少僅有憂鬱症。

憂鬱症和雙相症的區別在於：第一，憂鬱症只有憂鬱發作，故稱為單相，而雙相症是又有憂鬱發作，又有躁狂或輕度躁狂發作，故稱為雙相。事實上，有單相的憂鬱，但沒有單相的躁狂。有躁狂就一定有憂鬱，因為亢奮的情緒不可能持久，如同搭雲霄飛車，上到頂端後不可避免的會墜到谷底；第二，憂鬱症的女性患病率明顯高於男性，但在雙相症中的性別差異則不明顯；第三，雙相症（尤其是第一型）比憂鬱症的家族聚集性和遺傳性更強；第四，雙相症平均發病年齡經常比憂鬱症早。雙相症的症狀一般在青春期後期和成年初期開始顯現，所以在二十五歲以前有首次憂鬱發作的話，要留意會不會是雙相症。此外，由於第一型雙相症在兒童中非常少見，如果孩子還小就得到這個診斷的話，可以聽聽不同專家的意見，確認是不是分裂性情緒失調症而非第一型雙相症；第五，藥物治療方法不同，對憂鬱症的用藥是抗憂鬱藥（antidepressant），對雙相症的用藥是情緒穩定劑（mood stabilizer），但有時需要結合使用。

憂鬱症和雙相症的關聯，除了雙相症中有憂鬱發作之外，我特別想提醒：**第二型雙相症很容易被漏診，或誤診為憂鬱症**。

首先，輕度躁狂症狀不易察覺。其次，輕度躁狂是很多人喜歡的狀態——精力旺盛、動力十足、效率驚人、自信「爆表」，這對於學業壓力大的孩子而言，簡直如虎添翼。所有孩子不僅認為輕度躁狂是「我正常時候的好狀態」，而且會渴望一直保持這種「好」狀態。只把憂鬱狀態當作不正常的、「不是我自己」。最後，孩子會不好意思承認某些躁狂和輕度躁狂的思想和行為，如衝動消費、自大（覺得自己是世界上最聰明的人，自己將拯救世界）、不安全的性行為。

除非因躁狂而住院，其他出於自發就診的，通常是出於「治療我的憂鬱症」這個目的，而不會主動要求改善躁狂或輕度躁狂；在對父母、醫生、諮商心理師報告症狀時，一般只報告憂鬱症狀，導致在有限的時間裡，醫生、諮商心理師只看到憂鬱這一方面。因此，當孩子呈現出情感障礙的跡象，有明顯可見的憂鬱症狀時，一定不能僅憑表象就認定為憂鬱症，而要詢問有沒有躁狂或輕度躁狂的症狀。這些症狀不詢問時，孩子通常不會主動說。

此外，雙相症（包括第一型和第二型）還有另一個容易被掉以輕心的因素。雙相症是復發緩解型疾病（relapsing and remitting illness），症狀會反覆出現。發作時很急，憂鬱或躁狂持續幾個月或更長時間，但發作後有時甚至沒有治療就自行消失好幾個月甚至幾年，情緒狀態恢復到正常水準，容易令人產生錯誤判斷，以為過去只是一個意外插曲，自己「沒事了」。

但事實上，**雙相症復發的風險很高**。在一九四二年有一項研究發現，兩百零八名第一型雙相症患者中，只有少數人一生只發作一次，而發作二至三次、四至六次、超過七次的患者，各占三分之一。

值得注意的是，此研究發生在針對雙相症的有效治療出現之前，所以提供給我們雙相症不加治療時復發情況的參考。即使在已經接受治療的情況下，也仍然容易復發。最新研究發現，大約七五％的雙相症患者在五年內至少會復發一次，復發者中三分之二的人出現多次復發。即使沒有復發的人也存在明顯的情緒性共病，且社會心理性功能尤其職業功能受損。

每次復發，都對患者的身心、學業、事業、生活，以及身邊親友帶來很大的傷害，所以及時、準確的識別，至關重要。這也是為什麼我決定在篇幅允許的範圍內，盡量詳細的介紹兒童和青少年憂鬱症及相關障礙的特徵、區別和關聯，以避免漏診、誤診。畢竟，診斷是治療的第一步。

父母往往是第一個發現異常的人

父母往往是第一個發現孩子有異常的人，一旦發現上述各類症狀後，是不是就能初步判斷孩子罹患憂鬱症了？我們還有必要進一步問自己以下問題。當我們帶孩子向諮商心理師或醫生尋求專業的幫助和治療時，他們往往也會從以下六個方面來向我們蒐集資訊。

一、症狀背後是憂鬱症，還是身體疾病，或兩者都有？

如果相比於孩子得了憂鬱症，父母在心理上更容易接受孩子得了身體疾病，那麼當孩子表現出症狀，尤其是身體症狀（如胃口改變、睡眠失調、慢性疲倦）時，父母的第一反應通常是帶孩子檢查身體。然而有時一家人帶孩子四處求醫，找不到確鑿的病因，症狀卻依然存在。這時父母要問問自己：會不會是憂鬱症？

如果孩子有症狀時，父母懷疑「會不會是憂鬱症」，這是父母對心理健康很有意識的表現，但畢竟某些身體疾病在症狀上，與憂鬱症有一定程度的重疊。例如貧血、糖尿病、甲狀腺功能減退；容易累、沒精神、易怒急躁、睡眠失調、飲食失調。

因此當孩子出現這些症狀時，不妨對相關身體疾病做檢查。儘管有時症狀背後的原因只是身體疾病或只是憂鬱症，但在確定前，我建議在想到身體疾病時也重視憂鬱症的可能性，在想到憂鬱症時也留意身體疾病的可能性。我們不需要在憂鬱症和身體疾病之間二選一，可能一個因另一個而起，也可能同時並存。重要的是，把身心結合起來整體看待。

二、是從什麼時候開始的？

了解這個問題的用意有兩方面。首先，它告訴我們孩子的症狀持續了多長時間，是幾天、幾週，還是幾個月甚至幾年？不同的時長對應不同類型的憂鬱症。其次，它幫助我們追根究柢的判斷，是什麼內外因素刺激憂鬱症發生。

在症狀開始前，孩子經歷過壓力性甚至創傷性事件嗎？例如挫折、失戀、換學校、住院、車禍、父母分居或離異、家裡有了新的孩子、家人重病或身邊人離世等。這些事件雖然未必一定是孩子得憂鬱症的原因，但不排除它們作為原因的可能性；而且重要的是，對症狀的了解以及後續展開心理諮商和治療，都需要結合這些事件去理解。

如果找不到比較明顯的壓力性或創傷性事件，那麼也許我們對孩子的了解存在盲點，或孩子的憂鬱症背後，其實有更慢性或隱形的因素。可以從現在開始，觀察和記錄孩子症狀的變化。

三、症狀有多嚴重？

例如，學齡前兒童的不開心狀態是否能快速、有彈性的轉變成開心狀態？青少年的生氣是有暴力的憤怒，還是急躁發牢騷？症狀是否嚴重到干擾孩子適齡任務的地步（如因為易怒，而一個晚上做不了作業）？

學習成績下滑雖然是症狀嚴重的表現，但對於某些學生，它並不是衡量憂鬱症嚴重程度的指標。對於這些學生來說，學業是他們最看重的優先事項，即便很憂鬱，仍會努力保持學業，因此剛得憂鬱症時，不會馬上表現出學習成績下降的狀況，等到成績退步時，憂鬱症往往已經持續一段時間了。所以建議父母**不要因為孩子「成績還好」，而推斷沒有罹患憂鬱症**。

父母判斷孩子症狀有多嚴重，難免帶有一定的主觀性，但沒有關係，因為最後的診斷，還是要依靠醫生和諮商心理師的專業判斷。事實上，我們可以善用我們的主觀性。

你可以問自己：「我擔心孩子嗎？」如果回答是「我並不擔心」，那進一步問自己「有沒有過明明嚴重，但被我忽略、漏掉的事」，最好也和另一半討論，兩個人看到的可能不一樣，可以互補；如果回答是「我很擔心」，那進一步問自己「我的擔心，多大程度是因為我容易焦慮，容易把問題放大」，如果像這樣確認後仍然很擔心，也許事態真的不容樂觀。

一般而言，父母擔心孩子是由於關注孩子，在諮商心理師或醫生協助孩子的過程中，能提供非常重要的資訊。

四、老師向父母反映了哪些症狀？

自從上學後，孩子的大多數時間是在學校度過，所以老師有機會看到父母不一定看得到的情況。例如，孩子經常身體疼痛或不適、難以集中注意力、躁動不安、上課打瞌睡、曠課、作業做得慢、沒能力完成作業、忘記或拒絕完成作業、不參與活動、眼神閃躲、精神狀態不佳、像變了個人、聯繫不上、不合群、與他人疏遠、情緒失控的哭泣或發怒、偷東西或違規等現象。這些都是憂鬱症可能呈現出的症狀表現。

如果老師反映了這些問題，作為父母要如何處理？第一，避免只從「孩子有什麼錯誤和問題」的角度解讀，要從「孩子有什麼困難」思考。也就是說，不建議直接得出「孩子不學習、不學好」的結論，而是問一問自己「孩子是不是憂鬱了」。前者帶來的反應是「要嚴管」，而後者帶來的反應是「要幫助」，心態和措施會大相逕庭。

第二，問一問自己「老師對孩子是否有可能存在偏見」。有的父母比起相信孩子反而更相信老師，因為他們認為老師一定是對的。然而，不排除有的老師並不適合當老師，也不排除老師雖是好心，但不巧的對孩子有誤會和成見。

第三，孩子在學校是否遭遇霸凌？是否遭遇人際挫折？和老師的關係如何？和同學的關係如何？如果孩子在學校的人際處境很不好，那每天都得去學校，就是一件非常有壓力的事。

五、症狀出現在哪些場合？

在家、在學校、和爸爸（或媽媽）在一起的時候、當爸爸（或媽媽）不在場的時候，或和親戚朋友在一起時會這樣嗎？透過觀察孩子出現症狀的場合，我們可以判斷症狀有多普遍、是什麼因素造成的、哪些因素會使症狀惡化、哪些因素會讓症狀減輕等。

六、是否與家裡的哪個人症狀相似？

研究表明，患有憂鬱症的孩子中，超過二五%的父母也被診斷出憂鬱症。如果自己、配偶或親戚中有人患有憂鬱症、雙相症、焦慮症或其他精神障礙，我們必須正視孩子受遺傳影響，對於心理疾病有較高的易感性這一現實。

而且家族史是很重要的資訊，應該提供給醫生和諮商心理師。在我們和孩子討論憂鬱症時，可以告訴孩子家族史，幫助孩子看到這不是他的錯。甚至有精神障礙的家族成員可以成為榜樣，讓孩子看到即使有精神障礙，仍能擁有有意義的人生。

本章首先講述了一個具有代表性的個案。當孩子表現出憂鬱的跡象時，父母首先應關心的問題是：孩子憂鬱了嗎？我要如何判斷？父母須從情緒、身體、行為、認知、自我態度、人際關係等方面，觀察孩子是否有常見的、明顯的憂鬱症狀。再結合不同年齡階段所對應的憂鬱症特徵，判斷孩子是否有所處年齡階段不常見、易被忽視的憂鬱症狀，並在不同診斷標準的提示下，更深入的蒐集資訊。

這不僅是父母主動接受心理教育、自學心理學知識的過程，還便於求醫就診時，提供盡可能準確的資訊，來幫助專業人士做出診斷和安排治療。最後，記得對所有觀察到的症狀，進行理性的、全面的分析。

孩子是憂鬱，還是不開心？

1. 關於憂鬱症，你學到了什麼？
2. 你對於孩子的情緒，有什麼新的看法和感受？

②「不要胡思亂想，你就是懶！」

他們只想以他們的方式來幫我，幫的也只是他們心中想的那個我。當我說他們幫不了我時，我爸爸很生氣，認為我在說他不是好爸爸。但我只是想表達「你不了解我，從小你很少有時間和我在一起。**我不是不要你們的幫助，而是你們的幫助沒有用**。我拚命和你們吵，你們也不明白」。現在，我好累，不想再努力了，我已經不知道我要什麼了。他們說：「為何不能原諒父母？」我說：「我也想，但我做不到，你沒有資格說我，因為你就是我無法原諒的原因。」

——來訪者

孩子罹患憂鬱症了，最大的煩惱和壓力來源可能不是他的症狀，**而是爸爸媽媽的反應**。「爸媽不理解怎麼辦？罵我『做作』怎麼辦？怎麼跟他們說？要不要跟他們說？」對此，孩子有很多的顧慮、擔心，甚至恐懼。

在孩子眼中，父母對於憂鬱症的反應，最常見的有下面兩種（當然，不是所有父母在任何時候都有以下反應）：

第一，不接受。這可能是否定憂鬱症的表現。我時常聽到有孩子向我轉述父母的話，「**你不是得憂鬱症，你就是懶**」、「你沒有得憂鬱症，不要胡思亂想」、「你還是個小孩，生活簡簡單單，懂什麼叫憂鬱症？」

不接受，還可能表現為找自己熟悉的原因、急於給建議，以否定憂鬱症的嚴重性。曾有一對父子向我尋求幫助，我得到孩子的允許後，把孩子最近的症狀講給爸爸聽。本來看著我的爸爸，突然轉過頭，對著兒子語重心長的說：「怎麼搞成這樣？你成天低著頭玩手機，大腦供血不足，肯定容易頭暈、注意力不集中。再加上經常熬夜，白天肯定沒精神，心情肯定不好。我一直告訴你，要早睡覺、多運動。人一充實，狀態就不一樣了。」爸爸繼續講，身體向兒子傾斜。而兒子卻想與爸爸拉開距離，臉側向一旁，有時快速的和我對視，我看到他眼中的無奈和孤獨。

第二，害怕。有些孩子病情惡化，到了須住院治療或休學的地步。這時，不論情感上是否能接受，在理智上父母通常會接受憂鬱症這個診斷。然而父母容易感到害怕，很多家長坦言，他們會積極配合治療、給孩子需要的幫助，但與此同時，心中產生一些害怕的情緒。例如怕孩子太認同「罹患憂鬱症」這個標籤，凡事以「我得憂鬱症」為藉口，自我放縱、懶惰；怕孩子自暴自棄，一蹶不振；怕影響孩子的學業和前途；怕孩子難以痊癒，情況失控，萬一自殺怎麼辦？

其實，這些害怕並非突然出現。女作家伊莉莎白．史東（Elizabeth Stone）曾寫過這句話：「有了孩子，意味著你的心就永遠離開了你身體的保護，而暴露的行走在這個世界上。」不管孩子有沒有罹患憂鬱症，父母總會擔心孩子。所以當聽到孩子說「我得了憂鬱症」時，父母會變得更加害怕。既害怕孩子不好，也擔心自己被歸責。畢竟，孩子的健康和成功，經常和父母的能力甚至人生意義連結在一起。

不論是不接受還是害怕，本質上都是抗拒，但這份抗拒是可以理解的：

第一，作為父母，絕大多數都是希望孩子好，不希望孩子有任何不幸。而正是這份期待，有時會讓我們不願接受「孩子不好了」的現實。只是要有所察覺，別讓這份期待以及它帶來的焦慮，阻礙我們幫助孩子。

第二，父母出於保護自己而抗拒憂鬱症。如果孩子罹患憂鬱症，那麼父母難免驚恐、傷心，甚至自責。因此，他們在剛聽說孩子得憂鬱症時，抗拒是在所難免的。重點在於抗拒後，能不能積極調整心態、努力理解和支持孩子。

第三，有些父母不願意接受孩子罹患憂鬱症，是因為如果孩子狀態不好，是因為懶、不努力，那麼想改變時還有方法可選；但如果得憂鬱症，會產生不在掌控範圍內的無力和恐慌。這也是人之常情。只是須深刻的意識到得憂鬱症一定要及時就診，要小心情感上一時跨不過去的障礙，而耽誤了孩子的治療。

第四，長期以來社會普遍對心理疾病、精神障礙有負面和刻板印象，對患者及家屬有偏見、歧視。如果父母受精神病汙名化的影響，容易出現以下想法——「我孩子得了憂鬱症，這真是天大的災難」，且覺得丟臉、難以啟齒，怕被發現，有遮醜的焦慮。希望孩子不是一味認定和責怪父母不愛、不在乎和不理解自己。另外，也希望父母能審視自己對「孩子患憂鬱症了」這個消息是否存在抗拒，並且警覺自己的反應會對孩子產生什麼影響。

「父母認為我沒救了」

為了幫助父母了解，自己的反應帶給憂鬱症孩子什麼影響，我想先談談得憂鬱症給人的感覺。在第一章，有很多篇幅描述重度憂鬱症的症狀。如果用最直白的語言來敘述，我會說：「我現在可以嗎？不可以。我未來可以嗎？不可以。我可以嗎？不可以。」

為什麼這麼說？罹患憂鬱症的人，不論年齡、處境，哪怕旁人覺得他沒有問題，他也會覺得陷入困境，並且無法擺脫；一定有哪裡出狀況，進退兩難，想要的得不到，想做的做不到。所以「我現在可以嗎？不可以」。

罹患憂鬱症的人不會一開始就陷入困境，不論他人有沒有注意到，他一定以自己的方式嘗試和努力過，想要擺脫、解決和改善。難的是，狀況時好時壞，因而士氣消沉，從而陷入「我未來可以嗎？不可以」的認知。

罹患憂鬱症的人，時常把遭遇歸因於內在的因素，也就是「都是我不好」或「我一無是處」。不只是對知識、技能、天賦和行為，甚至是對自己的存在都做出否定，想著：「我不配活著，我不該活著，我只會拖累他們、讓他們丟臉。我不在了，他們就不會再失望了。」從而認為「我可以嗎？不可以」。不只是我做事不可以、我做人不可以，甚至連我活著都不可以。

當然，罹患憂鬱症的人除非到鐵了心要自盡的最後階段，否則不會時時刻刻都處在各種「不可以」中，有時也會透一口氣、見一縷光、取一點暖。然而這種溫暖是不穩定的。

在這樣的大背景下，我套入上述兩種父母的反應：不接受和害怕。

首先，關於父母不接受憂鬱症的存在，否定憂鬱症的嚴重性。這給孩子的資訊是什麼？「我罹患憂鬱症，可以嗎？不可以。」這是不接受現實。其次，如果父母害怕憂鬱症摧毀孩子、影響家庭，可能會強化孩子對未來的悲觀。「我父母覺得我的未來可以嗎？不可以。他們也看不到我的未來。」

此外，**當父母被「害怕」控制，有時會下意識的認為孩子做不到、沒救了**，而孩子很敏感，他會接收到這些資訊。「我父母覺得我可以嗎？不可以。」孩子感受不到父母的理解與支持，還會感嘆：「我的父母可以嗎？不可以。」因為他們對不接納、不理解自己的父母產生巨大的失望。加上孩子的大腦、心智還在發育，容易走向極端，於是對父母產生極端的評價和埋怨。例如，怪父母太脆弱，遇事大亂；怪父母太虛榮，重面子多過孩子；怪父母無知、愚昧、霸道等。

無論是不接受現實、對未來沒希望，還是不信任自己和對方，都讓父母和孩子各自戴著「不可以」的有色眼鏡，看什麼都有問題。當孩子罹患憂鬱症，他已不接受現狀、不接受自己，也不對未來和改變抱持希望。這時，如果父母用自己的不接受、沒希望、不信任來面對孩子，那會怎麼樣？彼此的不信任都被加強，此時雙方都會很痛苦。分不清「誰在施加痛苦，誰在接收痛苦」的共振。

「你就是懶！」

一名十七歲的高中男生覺得自己罹患憂鬱症幾個月了，經過診斷，的確符合臨床上的急性重度憂鬱症。他說：「我跟家人說，我可能得憂鬱症了，**但家人說我就是懶！**」

憂鬱症和懶有很多相似的地方。懶，是憂鬱症的表現之一。人在憂鬱症狀態下，可能會躺在沙發、床上不動，或不做事、不見人、不說話。所以單看表面，人們很容易把憂鬱症當作懶。

然而，**憂鬱症和懶也有很多不同**。第一，憂鬱症有一些症狀是懶沒有的，包括情緒低落、憂傷、悲觀、易哭、易怒、煩躁、焦慮；注意力不集中、記憶力減退、警覺降低、糾結猶豫、反應變慢、動作變慢、語速變慢、聲音微弱；不出門、不聯繫別人、自閉；精力下降，動不動就覺得累，再簡單的事情都變得非常難；拖延、逃避，小到像洗澡這樣的日常小事都做不了，甚至下不了床；身體不舒服（噁心、胸悶、疼痛等）；恐懼絕望、內疚自責、自我厭惡；覺得自己沒價值、是累贅，死了對大家都好，甚至有被迫害的幻聽跟幻覺。當然，每個人的程度和表現不同，不是所有症狀都會呈現。

第二，即使在同一方面，可能有完全不同的表現。懶可能是懶得吃，所以不吃東西，而憂鬱症既可能不吃東西，也可能吃個不停。懶可能是貪睡，而憂鬱症既可能貪睡，也可能失眠。懶是對某些事沒興趣、沒動力，而憂鬱症則幾乎對所有事都沒興趣、沒動力。懶的人還是有讓自己開心的事，而罹患憂鬱症的人幾乎沒有任何事能讓他開心。

第三，也是最關鍵的：人可以主動選擇懶，而憂鬱症則不行。人會選擇懶，但不會選擇憂鬱症。人會想「我要偷懶」，但不會想「我要痛苦」或「我活著不如死」。

由此可見，請父母不要再說「你就是懶」。第一個原因是，當孩子不是懶，而是罹患憂鬱症時，只有意識到這一點並接受事實，才能處理並解決問題，否則可能導致誤診，無謂的拖延痛苦，甚至釀成大錯、遺憾終生。

第二個原因是，說多了容易讓孩子罹患憂鬱症，也容易讓父母自己憂鬱。美國心理學家馬丁·塞利格曼（Martin Seligman）在創立正向心理學（positive psychology）前，研究的其實是憂鬱。他發現憂鬱是「習得性無助」（learned helplessness）的情緒後果。「習得性無助」最早是透過電擊小狗的實驗發現。

實驗內容是，讓小狗不論怎麼做都會被電擊，後來小狗遇到電擊時，即使有逃跑的路徑，也不會嘗試逃走。該理論後來在其他動物和人身上也得到驗證。多次努力卻失敗，讓人和動物相信自己對處境無能為力，無法改變環境或發生在自己身上的事（即產生了認知缺陷），於是放棄努力，對機會坐視不理，且被動、消極、忍受（即動機缺陷），結果深陷泥潭中，出現心境憂鬱（即情緒缺陷）。

生活中很多的兒童和青少年，也是由於習得性無助罹患憂鬱症。他們反覆努力，仍反覆失敗，於是力氣、興趣、勇氣都被掏空了。然而，父母指責孩子「你就是懶」的時候，父母的一個邏輯前提和預判是：孩子還沒有努力，他是有意的，明明可以那樣，他非選擇這樣。這個預判可能成立，也可能不成立。然而如果沒有覺察到「我們做了預判，而且這只是一個預判」，我們就會深陷在這個預判之中，深信不疑。後果是你相信孩子是有意選擇的，並且經過你的灌輸，孩子也相信自己是有意選擇的。這時孩子會困惑：「我為什麼要有意選擇懶惰、不努力、不聽話、不上進？我是哪裡出問題才會這樣？」從而質疑自己。孩子還會認為：「我也不想懶，但我就是控制不住。」孩子可能懷疑「懶」是不可動搖的，從此也用「懶」的有色眼鏡看自己、預期自己，並落入預期、強化預期——「我就是懶」。這些自我懷疑、自我否定，都可能讓孩子逐步走向憂鬱症。

此外，父母一再說「你就是懶」，孩子就會一再體驗挫敗——被自己的父母嫌棄、看不起。父母有時會高估批評的正面效果，而低估批評的負面影響，以為罵會讓孩子改變，而忽視罵會讓他受傷。其實，孩子不一定會改變，但一定會受傷。長此以往，一個覺得「我改不了」，一個覺得「他改不了」，都習得性無助，並且用自己的無助，強化對方的無助。當孩子陷入「我改不了，我就這樣了」的無力無望中時，它折射出的是孩子眼中父母看他的眼光，也就是說，父母先無力無望了。於是，這成了家庭共同的傷痕。

請父母不要再說「你就是懶」的第三個原因是，歸因應當慎重。人會不由自主的找原因，這一過程被稱為歸因。「你就是懶」是一種歸因，即孩子不做的原因是懶。然而究竟是不是？例如，孩子不寫作業，背後有不同的情況。像是：不會寫，除非有人教，否則坐在書桌前也是浪費時間；喜歡在截止時間的前一刻才完成作業，絕不提前；忘了；想等同學做完，有問題可以問同學；生你的氣，所以不寫作業來賭氣；在打電動，停不下來……許多原因，所以處理方式也不同。更何況，有哪一個真的算「懶」？籠統的說一句「你就是懶」，恐怕才是有點「懶」，不是嗎？當然父母不是有意要懶，很多時候，在「你就是懶」的背後，有愛之深、盼之切。許多父母在自己是孩子的時候，也被籠統的說「你就是懶」。然而這樣做效果未必好，一味歸因「你就是懶」是一種認知扭曲。在我們談父母如何幫助孩子識別和改變認知扭曲之前，父母首先須警覺自己的認知扭曲。

歸因是後續情緒、決定、行為的基礎。如果歸因有誤，就會產生不必要的情緒、不正確的決策，以及不能解決問題的行動。

若父母輕易的下結論，認為孩子「就是懶」，孩子也會受到影響。例如，孩子感到父母不理解自己時，會解讀為「他們不愛我」，認為：「父母明明可以理解我，卻不這麼做，這不就是有意作對或不在乎嗎？」所以孩子覺得父母不愛自己、討厭自己。此時孩子容易有意反抗：「你不是說我懶嗎？我就懶給你看！」總結一下，為什麼父母不應該再說「你就是懶」？因為有可能孩子是患憂鬱症了，也因為說多了會增加患憂鬱症的風險，還因為這是在樹立一個不好的榜樣，會養成有害的歸因習慣。當然，父母就算是鐵人，也一定有被孩子激怒的時候。爆發的時候罵一句「你就是懶」，是可以理解的。然而，在平時，絕大多數時候，我們要拋開這個「懶」處理，具體問題具體分析。區別對待，才可能有好的效果。有了好的效果，父母和孩子就都有了成功經驗。習得性無助就可以變成習得性樂觀。

「爸媽總覺得我不夠好」

我工作時接觸到的一些父母，人非常好，但他們有一個共同點：挑孩子的毛病時，能講出一籮筐，而且講得很嚴重。我承認孩子存在問題，也感受到父母愛子心切。然而，我也會問他們：「你覺得孩子身上有什麼優點？」面對我的問題，他們沒有心裡準備，所以感到有點驚訝，遲疑片刻後，緩慢說出「人本質上不壞」，接著又接上「但是，他……」，繼續羅列孩子的問題。有時，我會把他們再拉回來：「不好意思，我們再多說一些優點好嗎？我注意到你說了一個優點後，又接著說他的問題了。」「是啊！因為問題真的很多。」

在我和不同的家長間，上面的對話反覆出現。這個對話的時間視窗很短，幾分鐘而已。然而，我們可以把它拉長，那可能是父母和孩子的一生——一個聚焦缺點、放大不足、充斥著各種焦慮的一生，一個愛盼交織、哀怒糾結的一生：一方是「我一定要證明給你看」，另一方是「你倒是證明給我看啊」……在這個過程中，一邊是真心愛著孩子、急切的盼著孩子能更好的父母，一邊是「爸媽總覺得我不夠好」的患憂鬱症的孩子。每當此時，我不禁在心裡問自己：**當父母看到的都是問題時，這本身是不是一個問題？**

與此相關的是，每次受學校邀請舉辦講座，收到家長的提問時，我都有一個感受：家長日日夜夜養育孩子，所以能提出很多重要的問題。例如，孩子愛打電動、看漫畫怎麼辦？不愛交朋友怎麼辦？不會管理時間怎麼辦？不主動學習怎麼辦？大發脾氣怎麼辦？對長輩不懂得感恩怎麼辦？探討這些問題的答案固然重要，但我想先提醒父母審視提問的角度。

數學家格奧爾格．康托爾（Georg Cantor）說過，「提出問題的藝術比解答問題的藝術更為重要。」ＩＢＭ創始人托馬斯．約翰．華生（Thomas John Watson）也曾說：「問對問題是在解決問題上成功了一大半。」家長提出的問題雖然內容各異，但往往來自這個角度：孩子有問題，該怎麼辦？此時，父母就會努力的在孩子身上尋求解決方案——我們要改變孩子，消滅孩子身上的毛病。一旦孩子不配合，我們的努力會達不到效果，就會感到挫敗。更糟糕的是，我們會怪孩子不聽話、對孩子生氣。

可是，人往往不喜歡被改變，尤其被他人改變，加上孩子在青春期時，對獨立自主的追求以及敏感、叛逆的心理特點，使我們越努力的改變孩子，孩子就會越努力的抗拒我們，結果僵持不下，想解決的問題沒有解決，反而惡化了問題和產生新問題。沒有人願意被當作問題來解決，當別人說我們有問題時，我們的第一反應往往不是「他愛我所以才批評我」，以及「我很喜歡他這麼愛我、批評我」；相反的，我們的第一反應是感到被攻擊，「又來了，又怪我不對」。

雖然當我們看孩子某些行為不順眼時，會覺得「孩子出問題了」，不過實際上，還不能確定孩子有沒有問題，或許行為的確惡劣，但沒那麼糟糕。我們能確定的是，他的行為帶來了不適感，使我們產生排斥、不安。當孩子的行為讓我們覺得不適，反映在情緒和言行上時，顯現的其實是親子關係的問題。同樣的，家長覺得自己說話孩子不聽，或孩子不跟自己交流等，這是孩子有問題，還是關係有問題？也是關係的問題。

家長覺得孩子有問題時，其實家長直接感受到的，是家長和孩子（我們）的關係有問題。「我們的關係有問題」和「孩子有問題」相比，前者更貼近事實。此外，它能指引我們走向不一樣的方向：如果從「孩子有問題」的角度思考，我們會在無意中孤立和以敵意對待孩子。如果從「關係有問題」的角度思考，我們會側重於改善關係，包括調整自己。

父母強勢，孩子壓抑

「我覺得和媽媽的溝通出現很大的問題，她一直很強勢，也不是很理解我說的話。我已經不知道該怎麼和她溝通，我覺得自己的價值觀和判斷能力被剝奪。我們也經常因為一點小事就大吵。」

這位女孩生長在一個父母事業有成、幸福美滿的家庭裡。她從小和媽媽很親近，但也一直覺得媽媽很強勢。以前，和媽媽起爭執時她習慣退讓。自從高中住校後，她更加追求平等、尊重和個人空間。帶著這些理念，她嘗試和媽媽溝通，可是每次都溝而不通，失望、委屈等情緒交織在一起，並隨著挫敗的增加，這些情緒逐漸累積。

「每次回家都覺得很憂鬱。不知道說錯什麼就被教育一番，說多和不說都不對。我知道因為媽媽的強勢我們會有矛盾，而且自己現在長大了，也渴望表達的機會和平等的溝通關係，所以我不想回家，感覺自己有點不敢面對她。」她說。

「我覺得自己有些獨立了，也接受了一些新的觀念。我其實很想讓媽媽明白我的觀點，但她總是命令我，凡是她堅持的都會說『妳必須怎樣』。而且經常誤解我的意思，我的解釋她也不想聽。她甚至覺得我們現在關係不好，完全是因為我自私。而我一辯解，她就說我『玻璃心』，連媽媽的指責都不能忍受。媽媽愛說：『我把妳養到這麼大，送妳讀最好的學校，難道連說妳都不行嗎？』她覺得我們吵架的時候我不應該還嘴，應該耐心的聽她說完。如果是她誤會了，那我應該一笑置之，不要和她計較，等事情平息後，再指出她可能有問題的地方。

「媽媽覺得我不成熟，她認為成熟的表現是能接受別人的誤解，因為她覺得社會上會有很多人誤解我。如果老闆誤解我，我要接受而不是辯解……我真的有點做不到，我渴求的是一個平等交流氛圍。她其實人緣好，朋友很多，為人也熱情。然而她覺得和我之間不需要那麼客氣，因為她含辛茹苦的撫養我，還花錢栽培我，這麼多年吃穿住都靠她，她覺得這些付出足夠讓我忍讓所有事。我也很體諒她，但我覺得自己也應該被尊重。我以後畢業、經濟獨立了，是不是很多事都會好起來？」我能感到她積壓已久的內心矛盾，在此刻得以傾訴。

了解這位女孩的感受後，我和這對母女進行了一次面談。我先邀請母親陳述她感受到的衝突是什麼狀況。在這個過程中我發現，每次媽媽講完一個例子後，女兒會解釋：「其實不是那樣的，我當時是……。」

這時媽媽怎麼做？媽媽沒有停下來接受這些新資訊，只是「啊」一聲帶過，繼續沿著自己的思路走。也就是說，孩子沒影響媽媽，因為媽媽已經形成了自己的觀點。

當時，我告訴她們我觀察到的。於是，我鼓勵她們在生活中察看，是否又出現「孩子解釋，但無力說服媽媽」的互動情況。

接著，我請她們一起探討，媽媽為什麼有「不動搖」的習慣。後來發現，這和媽媽在職場奮鬥數十年有關。那是個競爭激烈、男性主導的環境，所以堅持自己的觀點，在媽媽的職業生涯中是必要的。

只是我提醒媽媽，先把強勢與成功之間的關係放在一邊，來關注強勢對家庭關係的影響。現在她面對的是孩子，不須用到職場中的強勢。大家記得電影《冰雪奇緣》中的公主艾莎嗎？她有手碰哪兒哪兒結冰的能力，可惜她不能駕馭這個能力，於是為了避免不受控制的處處結冰，她只好戴上手套。有時我們不自知，不知道我們有強勢的力量，控制不好力道，一出手，把對方打得瘀青。因此，我們要收點力氣，像艾莎一樣戴上手套。

在面談中，我引導雙方直接表達對對方的情感。媽媽說出對孩子的欣賞，這是孩子必須親耳聽到的。雙方都希望對方更符合自己的期待，然而是不可能的。有趣的是，沒有矛盾時希望親密無間，有矛盾時雙方都希望「妳能把我當外人，更加客氣、尊重」。為什麼有矛盾時，「有距離」一下子變得吸引人？因為處理矛盾時，有距離容易有顧忌和分寸，這樣才容易縮小傷害。

孩子對「來自父母的認同」的渴望，可能一刻也未停歇過。如果經歷過親子之間的情感創傷，孩子以為自己已經不再渴望父母的認同了、不在乎他們怎麼看了，但事實上未必如此。強勢的父母要小心，口下留情，不要低估自己的一句話對孩子一生的影響。一種是暴怒大罵（例如「沒有我，你什麼都不是」），對孩子如同晴天霹靂；另一種是輕描淡寫（例如「你不像別人聰明」、「你就是笨了點」），父母像在客觀的說事實。孩子也沒有生氣，但往往留下深刻的印象。

總結一下，很多父母不認為自己強勢，但在孩子心目中很強勢。例如，孩子嘗試溝通，但溝通無解，進而身心俱疲，放棄溝通，逃避父母的說教與挑剔。同時，未發洩的委屈和悲傷，在身心的某處繼續堆積，並以不同的方法，時不時糾纏著孩子。

有人一輩子都難以徹底走出強勢父母烙下的傷痛。強勢這個特點本身無關好壞，看用在什麼人身上、什麼情境裡。如果用在家人身上，是否有些強硬了？他是你的家人，如果你是希望讓他記住你的話，讓他願意回味和珍藏，那用筆就夠了。用刀幹麼？對吧！

孩子罹患憂鬱症，父母要反思三件事。第一，自己對孩子罹患憂鬱症有什麼反應？很多父母容易產生「不接受」和「害怕」。雖然這樣的反應完全可以理解，但會讓孩子感到不被接納、沒希望和不信任，甚至會加重病情。

第二，自己是否總覺得孩子「就是懶」？而孩子可能是得了憂鬱症。如果把憂鬱症當作懶，不僅不符合現實，還會延誤診治。

第三，自己是否把孩子當作問題本身？從「孩子有問題」的角度思考，父母是以敵意對待孩子，而從「親子關係有問題」的角度思考，父母會側重於努力調整自己、改善關係，從而促成孩子的良性改變。

孩子是憂鬱，還是不開心？

1. 對於孩子的憂鬱症，你有哪些複雜的情緒？
2. 如果誠實的面對自己、客觀的梳理一下，你認為，自己有哪些情緒、行為、個性和教養方式，會增加孩子罹患憂鬱症的可能性？

3 「我沒有給孩子壓力呀！」

他們給我建議的時候，好像前面是一條平坦的大道，走就行了。可是，我的面前是一座大山，我如果爬過去了也許能有路，但我看著它，根本沒有力氣爬。

——來訪者

憂鬱症是最常見的精神疾病之一。在一生中發作的可能性高，發作年齡可能早在兒童和青少年時期，容易復發，並伴隨重大的健康問題，以及諸多不適應行為或風險行為，包括自殺、焦慮症、進食障礙、藥物濫用、輟學、家庭關係破裂和社交功能退化等。世界衛生組織把憂鬱症列為全球疾病負擔的前幾名，**並預測在二〇三〇年，憂鬱症將成為全球負擔最大的疾病**。

如此普遍且具有破壞力的精神疾病，是如何發生的？

縱然精神疾病經常與某些神經傳導物質的高低有關，但現在還沒有證據斷言，精神疾病是由神經傳導物質失衡引起。此外，雖然改善神經傳導物質不平衡的藥物（例如透過增加血清素來改善憂鬱症狀），在很多情況下（尤其病情嚴重時）有助於緩解身體和情緒症狀，不過它不能解決這些症狀背後的潛在原因，也不能直接改善認知、行為、人際交往等方面的問題，而這些問題和身體、情緒互相影響，誘發、加重憂鬱症。因此人們須從社會、心理、生物等各項因素，來認識精神疾病。

每個人都可能得憂鬱症

具體而言，精神病學界採用易感性壓力模型（vulnerability-stress model），也稱為素質—壓力模型（diathesis-stress model）來解釋精神疾病的發作：患者本來具有容易發展出精神病的因素（即易感性），並且又遭遇環境中的壓力，導致精神疾病發作。易感性包括基因遺傳等生物學因素（例如憂鬱症家族病史），也包括認知、人格、人際關係等心理和社會因素。易感性是潛在的、長期的、相對穩定的，但在影響中可能改變。

而壓力是在身體、學業、親情、友情、戀情和工作等方面，遭遇到嚴重的困難或打擊，包括單次或突發的創傷事件（例如性侵、親人過世）中產生，也包括反覆或可預見的創傷環境（例如家庭的語言暴力、校園霸凌）。

易感性壓力模型認為，**發生精神疾病的可能性潛藏於我們每個人之中**，但是否被觸發、何時被觸發、觸發後如何反應，則因人而異，這些問題取決於易感性與壓力遭遇之間的相互作用。如果一個人的易感性較低，則可承受較高的壓力而不觸發精神疾病；如果一個人的易感性很高，則很小的壓力也足以觸發精神疾病。所以面對同樣的壓力，有的人會憂鬱症發作，有的人則不會。高易感性和強壓力同時存在時，個體的風險最大。

在易感性壓力模型的框架下，最近具發展與代表性的，是憂鬱症的認知易感性壓力模型（cognitive vulnerability-stress model of depression）。研究認為，兒童期和青少年期是認知易感性發展的時期，此時期的依戀關係、師生關係、同伴關係與易感性關係密切。而其中常見的認知易感性，是以扭曲和消極的角度，看待自我、他人和世界。尤其當已經是自動的、習慣的、無意識的這麼想時，該個體罹患憂鬱症的風險極高。

此時一日遭遇壓力，容易誘發憂鬱症狀，更容易出現扭曲和消極的想法。一般而言，非憂鬱症患者面對一件事，既看到劣勢也看到優勢、既看到困境也看到機會；然而，憂鬱症患者往往只能看到劣勢和困境。這樣的認知又進一步加劇憂鬱症，形成惡性循環。

值得注意的是，要深入理解易感性壓力模型，離不開有系統的、強調相互影響的視角。首先，不同的壓力之間時常相伴出現，例如因為身心疾病（一個壓力）遭受校園霸凌（另一個壓力），而校園霸凌的經歷又進一步使身心疾病惡化。

其次，不同的易感性之間關係緊密。像是家族憂鬱症史（生物易感性），使人容易以消極的想法看待事物（認知易感性）。不同類型的認知易感性之間也有關聯。比如，看到他人對自己態度冷淡，會認為「我不招人喜歡」，這是對事件做出源於自己內部的、具有穩定性和全面囊括性特質的解釋，屬於消極歸因。這離不開妄下結論這一認知扭曲，即在沒有充分證據、沒有考慮其他可能性的情況下（比如也許別人害羞、不善社交或心情不好），迅速對事件下負面的結論。

此外，易感性和壓力之間也會相互影響，有時易感性會「招來」壓力，例如，認為自己哪裡都不如人的消極認知，會令當事人在和他人交流時逃避、把他人的言行理解為對自己的輕視，反而更加陷入自卑的處境，而這樣的處境又變成新的壓力。

最後，**易感性、壓力和憂鬱症三者形成惡性循環**。易感性和壓力相互作用下觸發憂鬱症，憂鬱症又增加壓力，埋下導致復發或長期憂鬱的種子（易感性）。

父母過度保護，會增加孩子得憂鬱症的風險

某些人格特質也與易感性密切相關，另外，父母的教養方式也是影響孩子憂鬱症的重要因素。因此接下來，依次分析這兩方面與憂鬱症的關係。

我在臨床工作中，曾接觸到一位有重度憂鬱症的女孩，她對生活和人性持有悲觀的信念，對未來沒什麼興趣和追求。當有人喜歡她時，她覺得那個人對任何人都會獻殷勤，自己並不特別。當有好事發生時，她覺得也沒有好到哪裡去，根本不值一提；當有不好的事發生時，她覺得生活更黯淡，這樣的日子不值得每天辛苦的過，因此斷斷續續有輕生的念頭。她的掙扎反映了**憂鬱症患者中，常見的**

兩種人格特質：「對自我的低引導」和「對傷害的高迴避」。

對這兩種人格特質的論述，來自當代最有影響力的人格理論模型之一——美國精神病學教授羅伯特・克洛寧格（Robert Cloninger）的人格生物社會理論模型。該理論模型結合了遺傳學、神經生物學、心理學專業的知識，認為人格（personality）由氣質（temperament）和性格（character）組成。

氣質包括四個方面：對新奇的追求程度、對傷害的敏感與迴避程度、對獎勵的依賴程度，以及堅持的程度。對新奇追求程度高的人，往往容易激動、熱情、急躁，若得不到新奇感則容易產生厭倦。對傷害迴避程度高的人小心謹慎、思前顧後，容易緊張、焦慮、疲勞、悲觀。對獎勵依賴程度高的人，敏感、溫和、富有愛心和同情心。堅持程度高的人，比較努力、沉穩，忍耐力高。

而性格包括三個方面：自我引導、自我超越，以及合作。自我引導程度高的人，善於自我管理、制定明確目標，並想辦法實現目標。自我超越程度高的人，有高尚的道德情操和創造力。合作程度高的人，善於與人建立關係。

在氣質的四方面和性格的三方面中，對傷害的高迴避以及對自我的低引導，會和憂鬱症形成迴圈加劇的關係。對傷害的高迴避往往是憂鬱的後果，而對自我的低引導則經常是憂鬱的前因。也就是說，在假定其他因素都相同的情況下，自我引導性低的人，存在著更高的罹患憂鬱症的風險。而一旦罹患憂鬱症，人就容易處在「好的事想不了、壞的事占據滿腦」的狀態中，對「我不行，我不好」、挫折、當眾出醜等非常敏感。所以，此時的憂鬱症患者只能看到傷害。

任何生命都具備迴避傷害的本能，然而如果只看到傷害，傷害就會被放大，迴避也隨之擴大，導致在心理上經常表現出憂心忡忡、患得患失、畏首畏尾。伴隨著緊張和不安的心理，個體會困在熟悉的、沒有挑戰的環境裡，幾乎沒有自我引導性。例如，空間上，待在自己的房間；時間上，只有在靜謐的晚上、沒人的時候才感到安全；行為上，用上網、打電動或睡覺，來躲避學業、工作和生活中的問題。在這種狀態下，憂鬱症狀容易加劇，需要較高的自我引導性，才能破土而出、涅槃重生，但恰恰自我引導性又極低，因此人就會保持冬眠般的停滯狀態中。憂鬱症越嚴重，越迴避傷害，越放棄自我引導，使憂鬱症再加劇，循環往復中不斷惡化。

除了人格特質以外，我在臨床工作中還觀察到，青少年的憂鬱症與家庭教養方式有密切的聯繫。我曾接觸過一位有持續性憂鬱症的男孩，十分介意他人對自己的看法，對失敗非常敏感。

例如，過去發生的某件糗事會突然在他的腦海中閃現，他即刻產生強烈的羞恥感，並靠大叫一聲來發洩。因為對「做不好」如此敏感而介意，因此盡量避開競爭。在他的成長過程中，父母過分關注孩子的成敗，尤其父親在表達不滿、憤怒時，完全不控制的發洩情緒。而前面說的那位有自殺意圖的重度憂鬱症女孩，她的家庭也令她感到「窒息」。父母要求她達成的目標難度高，且父母毫不在乎她的感受。她努力後也達不到，嘗試抗議也沒被理解，最終她覺得父母把成績看得比她本人更重要，於是與父母拉開距離。

我們也一再看到在心理學研究中，從教養方式可以預測日後罹患憂鬱症的風險。澳洲精神病學家戈登·派克（Gordon Parker）編制的父母教養方式問卷，旨在測量兩個面向：「關愛」對應的是「冷漠」，「尊重孩子自主性」對應的是「過度保護」。

研究發現，一般而言，關愛程度高，同時過度保護程度低，也就是既關愛又尊重孩子自主性，是最有利於孩子心理健康的教養方式；相反的，關愛程度低，同時過度保護程度高，被稱為「缺少情感的控制」（affectionless control），是最不利於孩子心理健康的教養方式，容易引發憂鬱症。

結合以上，就教養方式而言，**父母的過度保護或冷漠，會增加孩子罹患憂鬱症的風險**；就孩子自身而言，自我引導能力低的孩子容易得憂鬱症。那麼，過度保護或冷漠的教養方式，是否會導致孩子自我引導能力下降？有心理學研究證明的確如此。在孩子小時候，父母缺乏情感的控制，一定程度上使孩子長大後，擁有低自我引導以及低合作性的特質。形成鮮明對比的是，既關愛又尊重孩子自主性的教養方式，一定程度上使孩子有更高的自我引導能力、合作能力和毅力，以及更低的對傷害的迴避性。而我們談到過，高自我引導性，是一股預防和抵擋憂鬱症的力量，而對傷害不過度畏懼逃避，則是在患憂鬱症之後還能有希望打開新的一扇門實現突破的力量。在本書第二部，我們會進一步討論父母如何增強關愛和減少過度保護，以及如何幫助孩子提高自我引導性和減少對傷害的迴避性。

認知控制系統在青春期尚未成熟

不論什麼年齡階段，如果孩子天生性情害羞，容易退縮和煩躁，或有憂鬱症的家族史遺傳基因、家庭環境惡劣，或遭遇重大創傷事件，那麼罹患憂鬱症的風險都會增加。此外，**憂鬱症患病風險隨著年齡的增長而增加——為什麼青少年罹患憂鬱症的風險這麼大？**下面總結四個方面的原因。

第一，青春期的情緒失控、思想偏激、行為衝動，可以從勞倫斯·史坦堡（Laurence Steinberg）的「雙系統模型」（dual systems model）或B·J·凱西（BJ Casey）的「成熟失衡模型」（maturational imbalance model）角度來理解。

我們的日常活動，受到大腦中兩個系統的協同指導。一個是社會情緒系統，主要包括含有杏仁核（amygdala）在內的大腦邊緣系統（limbic system）、旁邊緣（paralimbic）系統；另一個是認知控制系統，主要包括外側前額葉皮質（lateral prefrontal）、頂葉皮質（parietal cortices），以及前扣帶回皮層（anterior cingulate cortex）和相關區域。

社會情緒系統負責驅動情緒的產生，尋求快感獎賞。認知控制系統負責控制衝動，做出判斷推理，進行理性思考，幫助調節情緒。所以，雙系統協調的狀態是，當社會情緒系統激起情緒和衝動時，認知控制系統用理性調節。

然而問題在於，這兩個系統的發育並不同步。社會情緒系統在青春期前期迅速發展，在青少年中期（十三至十五歲）達到頂峰，之後發展逐漸變緩；但**認知控制系統在青春期遠未成熟**，直到成年初期（約二十五歲）才發展成熟。因此青春期和成年初期，容易出現情緒起伏、失控、思想片面或極端、行為衝動。

第二，巨變帶來關於適應的挑戰。伴隨性成熟發生一系列生理和心理變化，青少年從人體形態、內分泌、腦結構、腦功能，到智力、情緒、行為、社交等，都經歷著巨大變化。以身體為例，長高、激素變化，以及女生月經來潮、男生變聲，迫使青春期的孩子不得不適應新的身體和形象。有的孩子非常討厭、抗拒，這讓他們討厭自己。有的孩子對新的身體和特徵感到害羞、尷尬、不安。

第三，強烈的自我意識容易讓人處於高焦慮的狀態。許多青春期的孩子比以往任何時候都關注（甚至過分關注）「別人怎麼看我」、「和別人相比，我處在什麼位置」，不斷和別人比較，猜測別人怎麼評價自己；既需要得到充分關注，甚至渴望成為正向關注的焦點，但同時又覺得被大家拿放大鏡看，非常不自在；既渴望得到回饋，以了解自己在集體中的形象和地位，又害怕聽到負面的評論。

第四，青春期充滿矛盾。青春期的孩子有三大矛盾：學習能力、反應力、記憶力、專注力等較強，但情緒調控能力比較弱，容易衝動、急躁、鑽牛角尖；強調不受干涉，追求獨立自主、反對權威，什麼事都要自己決定，對於別人給的建議認為是侵犯自我空間，但同時還缺乏完全獨立的能力，依然需要他人的照顧；自認為思想已經成熟，渴望他人以對待成人的方式對待自己，但在真正的成人眼裡，孩子還很稚嫩，缺乏歷練。

這些自相矛盾，不僅讓孩子有內在衝突，而且容易引起和父母的衝突，雙方都覺得不被理解。然而，和父母關係惡化，又會進一步增加罹患憂鬱症的風險。

女孩更容易得憂鬱症？

女孩的憂鬱症患病率普遍高於男孩。為什麼？第一，基因在憂鬱症中扮演了重要角色。我們知道同卵雙胞胎的基因幾乎一樣。透過對同卵雙胞胎的研究，科學家發現**四〇%罹患憂鬱症的風險可以由遺傳解釋**。不幸的是，某些會發展出嚴重憂鬱症的基因突變，只發生在女性身上。

第二，女性激素變動是女性易罹患憂鬱症的因素之一。女性憂鬱症患病率高於男性這一性別差異，正是從激素水平突變的青春期（十一、二歲）開始顯現。

女性罹患憂鬱症的顛峰年齡也正值生育年齡（二十五至四十四歲）。而且，經前症候群是一個真實的疾病。所以激素可能是女性憂鬱症背後的一大推手：每逢激素變動（包括青春期、每個月一次的月經週期和更年期），女性的情緒都容易跟著變動。有學者認為雌性激素、孕激素和其他激素的週期變化，會對控制情緒的血清素等大腦化學物質造成干擾。

整體而言，雌性激素和孕激素互相影響，並且共同影響神經傳導物質和晝夜節律系統，而又會影響憂鬱症。因此目前學界的共識是，女性激素變動會讓某些女性在人生的某些階段，若同時遇到其他壓力，更容易罹患憂鬱症。

第三，有研究表明，女性在一生中經歷的壓力事件比男性要更多，更容易成為重大創傷的受害者（例如兒童時期的性虐待、成人時期的性侵犯或家暴），即使在正常的成長環境中，青春期的女孩比男孩遇到的負面事件也可能更多。而且相比於男性，女性對壓力事件更敏感，更願意承認自己有壓力，也更容易在壓力中體驗到憂鬱情緒。困擾青春期女孩的負面事件，通常與人際關係有關，以親子關係和同伴關係為主。人際關係的困擾，容易給青春期女孩帶來很多內心衝突、焦慮、猜疑、傷心或自卑。

第四，對煩惱的應對方式不同。男性傾向於以問題為中心、轉移注意力的應對方式，讓自己不去煩惱，最終淡忘煩惱。而女性傾向於以情緒為中心的應對方式，花費更長的時間沉浸在煩惱情緒中。這種應對方式，往往對應歷時更長、更嚴重的憂鬱情緒。

第五，儘管男孩、女孩都花很多時間在手機上，但使用方式不盡相同。男孩更常用手機玩遊戲，女孩更常用手機來社交，而頻繁使用社群媒體容易加劇憂鬱症病情，尤其對於女孩來說。研究發現，**青春期女孩花在社群媒體上的時間，和憂鬱症狀存在正相關**，在社群媒體上一天花六小時以上的女孩，相比於一天花半小時的女孩，憂鬱症狀有大幅度增加；而在社群媒體上一天花六小時以上的男孩，相比於一天花半小時的男孩，憂鬱症狀只有小幅度增加。

可能是有更多憂鬱症狀的女孩，更會花大量時間看社群媒體，也可能是看社群媒體讓人有更多憂鬱症狀，尤其對於非常在意別人怎麼看自己的青春期女孩而言，頻繁使用社群媒體的確是增加不安全感、焦慮和自我厭惡感的風險因素。

第六，女孩比男孩更頻繁的被教育要聽話、順從、優先照顧他人的感受等。對女孩的這種社會期待可能會伴隨女孩的一生，容易讓女孩陷入壓抑與自卑。

當然，男孩也不容易。男孩被教育要「男兒有淚不輕彈」、堅強、避免表現出女性特徵，包括不要流露自己的情緒。這可能使憂鬱情緒在男孩身上的表現不同。事實上，有學者認為，**也許男性和女性在憂鬱症患病率上並沒有實質差別**，只是因為女性更常求助，報告相關症狀，使得她們比男性更頻繁的被診斷出憂鬱症。相反的，男性更常報告「壓力」而不是悲傷，表現出憤怒、物質濫用，所以他們有時並沒有及時且準確的被診斷。

學霸過度追求完美，容易焦慮

「學霸」意味著不僅有好成績，而且不斷追求更優秀的成績，精力不會花在慶祝寫對題目，而是用來查漏補缺，反覆練習做錯的題目。父母往往也會提醒：「九十八分，哪裡做錯了？下次不要做錯。」這樣日復一日，會養成一個習慣：做對的、做好的就不用管了，重點是做錯的、做不好的。

另外，學霸因為成績優異，會被競爭激烈的名校錄取，而名校又是學霸容易發現自身不足的環境。我們來想像一下，一個孩子從小成績優異，逐步升學到越來越優秀的學校，十六歲考上頂尖高中，但高一開學的考試，就讓他發現身邊有更厲害的學霸，他從國中時的年級數一數二，變成班上中等或中等偏下。這種落差對孩子的自我認同感的影響很巨大，不甘落後之餘，不免多了幾分自卑。人對自己的感覺是相對於他所處的環境，主觀上自信的程度和客觀上拔尖的程度，並不必然成正比。

此外，父母和其他家人，也會把學霸能考上優秀的大學視為合理目標——如果考上，只是達到期待，本該如此；一旦考不上，就是「令人失望」，往往讓孩子發展出「考好是應該，考不好不應該」的完美主義心態。

因此，如果孩子是學霸，追求完美、害怕失敗，那麼父母要多加注意。尤其在孩子剛換學校的適應階段，如果在學校適應不良、遇到挫折，可能出於自我保護的目的，會透過躲避挑戰來防止失敗。或他們會加倍努力，但非常焦慮，患得患失，情緒容易大起大落。無論哪種情況，都有發生憂鬱症和焦慮症的可能性。

我舉一個例子，一個名校學生，她具有典型的學霸特徵：繃得很緊、總在自我省察。所以我借力使力，既然她有自我省察的習慣，我教她先察覺「我此時此刻有些焦慮」，並觀察「此時此刻，讓我感到焦慮的是什麼」，其次識別滋生焦慮的認知扭曲。

我們每個人都有一些認知扭曲，而她的認知扭曲，是自我要求高的學霸都有的，例如心理過濾和預測命運。心理過濾指即使整體是正向的、積極的，但還是將注意力集中在消極的細節上；預測命運指在沒有充分證據的前提下，對將來的事件進行負面預測，有時反而會阻礙好結果發生。

最後，我們看到了這些認知扭曲背後的完美主義，即期望自己（或他人）的行為表現一直保持最高標準。我和這個學生討論完美主義的利弊影響，識別出她經常有的是哪幾個認知扭曲，並教她如何處理。

因為她擅長自我省察，所以很容易察覺到自己的焦慮，但如果只是停留在察覺的地步，總看到自己在焦慮，會感覺很挫敗。所以一定要加上第二步，識別認知扭曲，這樣就知道自己為什麼焦慮、焦慮是由哪些認知扭曲引起。

並且第三步要緊隨其後，練習用其他思維方式，來取代習慣的、對自己沒有好處的認知扭曲。逐漸的，她的睡眠正常了，能返校繼續學業。更重要的是，她學會對自己的焦慮和認知扭曲保持覺察，這種能力對她的影響比成績更深遠。

「我們（父母）沒給孩子壓力呀！」

逢年過節和親友聚會時，有些父母會說：「**都是孩子給自己壓力，我們沒給任何壓力。他對自己要求比較高**。我們倒是勸他不要搞太累。」我們在羨慕其他父母教育出好孩子之餘，會不會有點好奇——為什麼父母沒給壓力的孩子，還把自己搞得很有壓力？為什麼這些孩子明明很優秀了還會自卑？不只旁人納悶，這些孩子的父母有時也納悶，尤其當孩子憂鬱到需要看諮商心理師的時候。

在我的工作中，遇到很多這樣的情形。往往是學校先發現問題，然後要求父母帶孩子諮商。初次面談時，父母對我說：「我們沒管學習，都是他自己要學，我們沒給他壓力。」我想說的是，與其說家長沒對孩子施加壓力，不如說是**父母沒有意識到他們施加的壓力**。

我舉兩個案例。一位常春藤大學教授向我提過，他的女兒品學兼優，擔任學生會長、在才藝競賽中得獎，是學校裡的名人。他說：「我對她沒有要求，我只希望她開心、快樂。」另外一對家長（兒子是國際奧賽金牌得主）也對我說：「我們從來沒要求他學習要多好。」隨著我和家長進一步接觸，我發現，他們渴望孩子「更好」，也看到很多「不好」。他們會寫信或打電話向我「投訴」孩子需要改進的地方，例如：「做作業拖拖拉拉，雖然最後做完了，但何必要這麼趕，為什麼不能提前一點？」、「每天熬夜，晚睡晚起，為什麼就不能養成一個良好的作息習慣？」

重點是，家長心裡有一把尺，他們拿尺來衡量孩子。孩子作業做了成績也很好，所以在結果上是達標的；但拖延晚睡，所以在過程上和方法上不達標。當孩子在某個方面做得好，父母容易產生不準確的印象，覺得自己沒有期待。然而，父母對結果也有期待和標準，只是孩子恰好達到了，所以父母不覺得自己的期待和標準沒達到，從而不覺得自己有期待和標準。如果胃不疼，你不會覺得你有胃，但它在不在那兒？在。也就是說，沒被批評，只是說明通過了審核，不代表沒被審核。

有期待和標準是很正常的，我想呼籲的是，承認我們對孩子有要求，而且還很高。為什麼？首先，不爭的事實是我們對孩子就是有要求的，甚至所有憧憬、願望和祝福等，都會轉化為期待、要求、壓力。

其次，在這樣的大前提下，即使我們不承認，孩子也會感受到。然而與此同時，我們還矢口否認。這時孩子不信也好，相信也罷，分別會是怎麼樣的狀況？先說不信。孩子很容易不信，因為只要父母有期待，就會有「露出狐狸尾巴」的時候，孩子都看在眼裡。要麼，他覺得我們不誠實。要麼，他覺得我們不是有意說謊，而是我們真的沒有意識到，也就是說，我們真的不自知。若孩子覺得我們不誠實，那麼孩子對我們的信任就會打折扣。如果孩子覺得我們連自己都認識不清，那麼孩子對我們的敬重，也可能打折扣。

再說相信。如果孩子相信你，那會怎麼樣？一種是，孩子一直相信父母沒給過自己壓力。另一種是，孩子相信父母開始停止給自己壓力。對於第一種，明明感受到壓力、期待和不滿，但來源在哪裡，說不出來。孩子會摸不著頭腦，只覺得是自己不好。對於第二種，如果孩子真的相信你對他開始沒期待，而前提是以前一直都有期待，明明之前有，為什麼現在沒有了？「是因為我真的做不到，還是連父母都放棄期待我了？」

除了不要說「我們沒給你壓力」之外，也請不要說「你不要有壓力」。為什麼？首先，**有沒有壓力不是自己能控制的**。否則就不會有失眠、緊張得結巴、考場失常等現象。其次，會讓孩子覺得父母在推卸責任，像在責備孩子：「我都和你說了不要有壓力，你怎麼還有壓力。」

以上不論哪種，要反思的是，我們是否不僅給孩子施加壓力，而且還沒有意識到自己在施加壓力，甚至即使被指出來還不承認。從沒有意識到被指出來都不承認，在自我認識缺乏的程度上，在對孩子可能產生的長遠影響上，其嚴重性是遞增的。

幾乎每位父母都想幫孩子，但關於理解孩子，仍有很大的進步空間。首先，父母要整合社會、心理、生物各因素才能理解憂鬱症。其次，父母要理解發生憂鬱症的可能性，潛藏於每個人之中，只不過這個可能性是否、何時、如何轉化為現實，取決於每個人的易感性與壓力遭遇。此外，父母要理解，某些人格特質和教養方式，與憂鬱症息息相關；青春期相比於兒童期、青春期的女生相比於男生，面臨更高的憂鬱症風險；成績優秀的孩子以及父母（認為）沒給壓力的孩子，也有可能罹患憂鬱症。

孩子是憂鬱，還是不開心？

1. 讓自己以第三人稱（觀察員）的身分，觀察孩子和孩子的憂鬱症，盡量不融入角色，不帶感情的分析。這時，如果有人請你針對「如何幫這個孩子改善憂鬱症」、「父母應該做什麼」來發表觀點，那麼你會如何給建議？
2. 現在回到第一人稱的身分中，以上的分析和建議，有什麼地方讓你不舒服、抗拒、困惑或焦慮？你可以允許這些情緒存在。

④ 孩子憂鬱了，該如何幫他？

我太想改變，太想得到外界的認同。家人無法包容我，覺得「你也該好了」。他們找了諮商心理師，認為我必須好起來。因為已經諮商了這麼長的時間，而且我看起來沒事——憂鬱的症狀我很少會表現出來，所以**他們認為我應該沒事了，而且他們內心也不想承認我還有事**。

——來訪者

「孩子罹患憂鬱症了，我該如何幫助他？」父母這麼問，代表了愛、關切、責任心，也代表了願意學習、尋求改變和開放的心態。這是非常寶貴的，它是一切改變的起點。然而，尋找方法時容易遇到三大心理陷阱，不論父母還是孩子，都需要有所認識：

避免三大心理陷阱

1. 過度追求「夠快」

救急的方法，往往是短時間內大幅度的多方面干預，註定會有傷害性。什麼時候需要救急？什麼時候救急反而弊大於利？這取決於憂鬱症的程度。例如，住院時沒有人身自由，個人物品（包括手機）被沒收，家人探訪、與外界通話都受限制，身邊是輪流值班的醫生、護士、社工。這是不是突如其來的大改變？是。這會不會給人留下陰影？可能會。但要不要用這個方法？在憂鬱症後期、嚴重失控、生死一線時，別的都顧不上了，首先要確保的是生命安全。

如果事態沒有那麼危急，或曾危急但現在穩定下來了，那麼，接下來還是要回到「如何面對現實生活」這個問題上，面對和住院前差不多的現實生活。

如果不該救急的時候硬做救急措施，不僅會造成傷害，它本身也會拖延有效治療。例如，不思考如何改變親子互動模式，而是孩子一「犯病」就把他交給醫院，但孩子還是會出院。曾有幾年，我的工作對象中有許多是美國社會底層人群，他們孤獨無依。在他們身上就容易發生這種現象。

當病人的實際生活環境沒有發生改變時，就如同水被汙染了、魚快死了，在把魚撈起來隔離、搶救成功之後，不換水就把魚放回去。憂鬱症與日常環境、人際關係、作息習慣、認知、情感、行為都有關，這些有沒有辦法改變？有，但恐怕不能求快。

2. 過度追求「夠準」

假設我們得了憂鬱症，此時問自己：「有什麼專門針對憂鬱症的特殊治療方法？」第一個反應一定是「不知道」。「專門、針對、特殊」這些字眼，把我們直接引進一條死胡同裡。這個問題一提出，我們就在腦海中搜索「特別針對憂鬱症的方法」。而此時，大多數人會意識到「我對憂鬱症不了解」，更何況「針對憂鬱症的特殊治療方法」。

這時候，什麼樣的情緒會隨之產生？是不是迷茫不安？因為自己給不出答案，也不知道如何尋找答案，容易進一步產生疲憊感和失落感。

現在來談論另一種情況。這次，我們問自己：「有哪些抒發情緒的常見方法？」不論是讓心情好轉、讓睡眠品質變好、改善人際關係，「常見」是指大多數人都聽過的，當我們這麼問，會是什麼反應？我們會在腦海中搜索，並得到很多結果。例如，運動、控制咖啡因的攝取量、少和你討厭的人打交道、找喜歡的事情做，多讚美自己和別人的努力與進步等。

當我們的腦海中蹦出一個接一個點子時，是不是會有一瞬間，有一絲興奮、勝任感、希望。憂鬱症有沒有特殊性？肯定有。既然有特殊性，那該不該針對特殊性找解決方法？該。然而，過分追求特殊性時產生不必要的茫然感、挫敗感、無望感，反而阻礙了求助或自助。

一脈相承的，唐代孫思邈曾寫道：「古人善為醫者，上醫醫未病之病，中醫醫欲病之病，下醫醫已病之病，若不加心用意，於事混淆，即病者難以救矣。」意思是，上等的醫生是善於在人們身體健康時，注重養生；中等的醫生是善於抓住即將要生病但還沒生病的時機，調理干預；而下等的醫生才是治療已經發生的疾病，然而等疾病發生了才診治，病人就不容易救了。

我個人認為不論是醫生還是做法，倒是不必分上中下等。我的理解是，任何時候都要做的是醫未病，有些時候需要做的是醫欲病，迫不得已才要做的是醫已病。也就是說，在快生病所以醫欲病的同時，也還是要惦記著醫未病。在已生病因此醫已病的同時，也還要惦記著醫欲病和未病。

不專門針對憂鬱症，但對整體健康有利的方法，值不值得做？沒憂鬱症時，要不要做？憂鬱了，要不要做？這就是醫未病。原本就該做的還是要做。哪怕沒有救急性、特殊性。正因為沒有救急性、特殊性，恰恰尤其要做。

3. 過度在意方法是否「夠容易」

如果一個人想找到解決問題的方法，於是去找，也找到了，但覺得自己做不到，這樣心情一定不好，這是人之常情。所以，我覺得有必要在介紹「怎麼做」（改善憂鬱症）之前，先尊重可能出現的「可是我做不到」的心情。

如同前面提到的，希望療效夠快、治療方法夠準，是可以理解的。讓我們先尊重這些心情，正視它們。它們沒有錯，只不過會妨礙你解決問題。

我們為什麼沒辦法堅持使用能解決問題的方法？有時我們做不到，是因為我們還不知道該使用哪種方法；雖然找到了方法，但還不認同它；雖然知道了也認同了，但忘了運用它；雖然知道且認同了也記住了，但在用的時候自己都覺得彆扭，加上沒立刻見效，於是我們開始懷疑方法的有效性，更不用說堅持下去。

如果找到自己認同且能記住的方法，那就可以開始嘗試。萬事開頭難，開始的時候因為不習慣，所以覺得彆扭是正常的，勇於嘗試，不急於求成，在做中學，假以時日，我們會喜歡自己所做的。即使生活中摩擦磕絆在所難免，但是我們盡量很快就能回過神來。即使我們在有些時刻「做不到」，但大致上總是在這個「做」的狀態中。

過分追求高效、簡易、獨特的方法，既想要方法有立竿見影的效果，還想要屢試不爽，這才真的是「做不到」。步子還沒有邁出去，就不想邁了，因為對你來說找到合適的方法太難了。於是讓自己卡在原地，困在你本想逃出的旋渦裡。

面對憂鬱症，不論是患有憂鬱症的當事人，還是他們身邊的人，都須警惕這三大陷阱。讓我們繞過陷阱，從能做的做起，先嘗試做，接著鼓勵自己堅持做，過程中也可以隨時調整方法。

家人主動參與，患者復發率減少五〇%

接受心理教育，了解憂鬱症，是支持得憂鬱症孩子的基礎。如果不了解，幫助就無從談起。研究告訴我們，心理教育是很有效的。若**家人接受了心理教育**，

主動參與治療過程，家庭環境將會改善，患者更容易減輕症狀，縮短住院時間，甚至在一年內的復發率減少五〇%。

相反的，如果家人不了解憂鬱症，又不主動學習相關知識，在社會對憂鬱症的各種誤解和偏見下，就很容易被錯誤的觀念影響。而一旦父母對憂鬱症的認識有誤，就很難幫助孩子。具體而言，父母不接受心理教育，就很難意識到憂鬱症的嚴重性，若任由其發展，很可能從輕度憂鬱症惡化為重度憂鬱症，導致頻繁出現自殺意圖。

不接受心理教育，也很難理解**憂鬱症患者的情緒、念頭、舉止等，並不完全受自己控制**。沒人想自視為又醜又笨、沒力氣做任何事、與社會格格不入，但就是控制不住。

一旦父母意識不到憂鬱症的嚴重性和患者的無助感，就容易產生「他怎麼就不能振作起來」的困惑，以及「我也有過低谷，為什麼我能靠自己站起來，但他如此脆弱」的不滿。

只有盡可能了解憂鬱症，我們才能開始想像和理解，患者究竟經歷了什麼、怎麼看待問題、他的現實和我們的現實有哪些不同。因此，為了了解憂鬱症和自己的孩子，父母最好能接受適當的心理教育。

除此之外，憂鬱症與其他疾病一樣，通常是儘早發現、儘早治療，更有利於康復。怎麼做才能儘早發現？父母往往是最早注意到孩子不對勁的人。要分辨是否嚴重到成為心理疾病的程度，父母須學習一些心理教育方面的知識。不一定要多深入，畢竟患病與否還是需要專業人員診斷，但父母可透過上網、閱讀相關圖書、諮商請教，來學習憂鬱症有哪些徵兆和症狀。

除了了解徵兆和症狀之外，心理教育還應包括以下重要的內容：憂鬱症的治療過程、抗憂鬱藥的原理和副作用、改善一般在哪些方面先發生等。總之，在有餘力的情況下，父母可以盡量全面的了解憂鬱症。

如何協助治療

如果父母判斷孩子可能患有憂鬱症，須盡快向專業人員請求專業診斷。父母可幫孩子尋找合適的治療人員或機構，因為憂鬱症尤其重度憂鬱症患者，通常有明顯的「三低」症狀：心境低落、思維遲緩、意志活動減退。如果連起床的力氣都沒有，哪有力氣上網查診所、諮商心理師？如果連活下去的興趣都沒有，怎能期待他們有動力尋求治療？加上兒童和青少年的學業壓力大，除了應付功課之外，幾乎沒有時間和精力做別的事。這時，父母扮演的角色就很關鍵，還可以尋找、了解、比較治療的方法，把這些資訊以孩子能接受的方式轉述給他們，並鼓勵他們嘗試：

1. 鼓勵孩子接受治療

讓孩子知道，受過專業訓練的心理健康專業人士，能幫助有憂鬱症（包括有自殺想法）的人感到被理解、尊重和肯定，認識到思維和行為模式中的問題，並學習調節心理的方法。告訴孩子，憂鬱症是可治的，幫助他看到希望。然而請務必注意，**找到合適的治療方案往往需要經歷試錯的過程**。如果嘗試了一段時間看不到顯著的改善，這不代表治療一定無效，但原本消極、悲觀的孩子可能會感到更加沮喪和無望。這時來自父母的回饋、肯定和鼓勵至關重要。因此，父母應捕捉孩子的變化，注意到孩子的改善跡象。

2.幫孩子預約第一次面談

如果孩子願意讓父母一起參與面談，那麼父母可以事先和孩子整理一下，把要告訴諮商心理師或醫生的資訊、要詢問的問題都寫下來，保證重要的東西不被遺漏。如果孩子不希望讓父母參與，要自己單獨和諮商心理師或醫生進行面談，那麼父母可以表達支持，問他是否有需要幫忙的地方。如果他暫時沒有，那麼可以告訴他，一旦他有需要父母幫助的地方儘管說出來。在診斷之後，有些孩子會如釋重負，積極治療，但有些孩子會覺得天都塌下來了，很害怕。不論孩子有什麼反應，我們都要多理解他、溫暖他。

3.正確認識藥物治療

輕度憂鬱症一般很少需要藥物治療，重點放在心理諮商、自我心理調節和健康生活方式上。而中度和重度憂鬱症，尤其當極端負面想法（例如自殺意圖）頻繁出現或憂鬱症狀嚴重影響生活時，在心理諮商之外，需要結合藥物治療來減少極端負面想法、改善睡眠、緩解症狀和穩定狀態。

作為父母，我們應察覺自己對藥物治療是否存在強烈的偏見，包括對藥物的恐懼和排斥——「一用藥就停不下來了」，或對藥物功效的迷信——「一吃藥應該能馬上好轉」。如果孩子須服用抗憂鬱藥物，我們既不要害怕吃藥會導致終身的藥物依賴，也不要以為單憑藥物就能治好憂鬱症。**並非只靠按時吃藥，心理疾病就會康復**。如果憂鬱症有明確的現實誘因，例如親人過世、父母離異、學業挫折、校園霸凌等，雖然藥物治療可以幫助控制病情，但只要現實環境不改善，藥物的幫助也有限。有沒有借助心理諮詢調整認知、情緒、行為模式，以及親子關係和夫妻關係好不好、有沒有社會支援系統、有沒有能實現自我價值的學業和工作等，都將直接影響病情的走向，所以父母須以辯證的角度，看待藥物的作用。

我們可以向醫生諮詢，坦誠的說出顧慮與期待。在諮詢和治療的開始階段，以及接下來任何環節，都可以和醫生仔細討論藥物治療這個方案，針對孩子憂鬱症的現實情況，具體分析：現階段藥物治療是否必要、不採用藥物治療有什麼潛在風險、推薦什麼藥物、藥物有什麼具體功效及副作用等。如果決定服藥，必須在醫生的監控下開始服用、調整劑量、更換藥物。並隨著憂鬱症的緩解和康復，在醫生的幫助下停藥。

4. 協助藥物治療

找到合適的藥物和劑量，得經歷一個嘗試的過程。每個人對藥物的反應不一樣，有的人會產生比較明顯的副作用，因而難以堅持服藥，這可以理解，但對治療不利。父母可在這方面給予精神上的寬慰和支援，幫助孩子和醫生進行及時、有效的溝通，讓醫生第一時間知道藥物的副作用。在醫生調整（包括調整劑量或換新的藥物）且孩子願意堅持服藥後，父母可以留意孩子在行為、情緒、作息、飲食各方面有沒有異樣、失調或改善。如果孩子記不清服藥反應，父母可以補充資訊，講給醫生聽。

5. 促進孩子和諮商心理師或醫生之間的溝通

如果孩子的治療方案中包含藥物治療，但他沒有按時按量服藥，那父母可以溫和的詢問，鼓勵他說出原因，例如是不是有副作用讓他難以接受。鼓勵孩子把自己對藥物的反應、顧慮和問題都寫下來，在下一次面談時告訴醫生。如果孩子不喜歡目前的諮商心理師，應該認真傾聽原因。不強迫孩子適應諮商心理師，鼓勵他把感受說出來，或在孩子的同意下幫他表達，幫諮商心理師得到回饋。如果合作不理想，可以考慮找新的諮商心理師。

6. 與諮商心理師或醫生溝通

父母可以和諮商心理師、醫生溝通，讓他們知道我們希望成為治療團隊的一部分。在治療過程中，父母能補充孩子遺忘、忽略但至關重要的資訊，給醫生、諮商心理師等專業人士，例如，父母發現孩子胳膊上有割痕，懷疑孩子有自傷行為，希望諮商心理師能知情和處理。

7. 適當提醒

是否提醒、提醒到什麼程度，得取決於孩子的年齡、你們是否生活在一起、他是否有被提醒的需要。如果提醒造成關係上的緊張，導致孩子嫌你嘮叨，責怪你不信任他，那就要適當放手，給他機會自己管理。

8. 處理危機

當孩子出現了精神健康危機，例如病情發作、被送進醫院、有自殺企圖、離家出走、有其他高風險行為，作為父母不要過度自責，第一時間先處理危機。如果孩子得住院，鼓勵他們住院，因為強制治療沒有自願治療的效果好，而且可能留下創傷。等危機度過了再反思：從中可以學習什麼、以後如何預防和避免，以及如果再發生，如何處理會更好。但父母同時也要理解，並非所有的危機都能被預防和避免。如果有心有力，可以參與當地的或全國範圍內的支持憂鬱症患者和支持憂鬱症親屬的公益活動，宣導社會關注、關懷這類人群。這樣是對個人掙扎的昇華，也能加深我們對孩子的理解。

別過度期待孩子康復

孩子得了憂鬱症，一般而言父母會高度重視。然而研究發現，**父母過度反應會增加憂鬱症復發的風險**。父母把孩子的康復看得過重，例如「只要他能好，讓我折壽我都願意」，會給孩子帶來很大的心理負擔，甚至覺得「我是個負擔，我不在了父母才能解脫」。面對孩子得憂鬱症，父母既要關心又不能過度重視，究竟該如何把握好心態？

1. 建立現實的期待

父母過高的期待會阻礙孩子康復、增加復發風險。例如，孩子住院了，當他出院後，家人以為醫院把孩子治好了。孩子也希望追上學校課堂的進度，於是壓力突然增加，很快就超出承受範圍，導致病情復發，再次住院。更安全的做法是調整期待，一邊適應壓力一邊增加壓力；持續觀察症狀，看是否在可承受範圍之內，一旦加重就要調整。盡量避免復發，因為每一次復發，都是在產生新的身心包括神經系統層面的損傷。符合現實的期待有三個特點。一是認識到進步不會是線性的，一定是曲折迂迴的，具體軌跡受症狀、資源、人際、遭遇等因素的影響。不能著急，不能求快。二是正確對待症狀改善。如果開始出現改善跡象，得讓孩子緩和過渡，慢慢增加活動量。越溫和才越不容易發生挫敗和中途放棄。三是靈活。建立符合現實的期待最難的地方，是期待需要根據病情演變不斷調整。當月的期望可以和上個月不同，甚至每一天的期望都根據當天的身體情況而定。當父母調整期待，其實也是在幫助孩子調整對自己的期望。

2. 以發現長處的眼光看待孩子

我們往往把患癌症或身體殘疾的人視為堅強的人，但對於得精神疾病的人，就不這麼看待。其實和精神疾病共處，也需要巨大的勇氣。

例如住院後出院，返回到學校、工作單位，他人可能難以理解，更別提在發作期間，每天要和各種症狀抗爭，即使在復原穩定期，也要努力讓自己別復發。這何嘗不是一種堅強？

3. 幫助孩子減少憂鬱症的心理陰影

第一，小心被社會上的汙名化影響。我們對精神障礙有先入為主的偏見和錯誤觀念，是可以理解的，有偏見不是我們的錯，但突破偏見是我們的責任，要把疾病和人分開，提醒自己睜大眼睛看待孩子。

第二，孩子可能擔心自己被簡化成「憂鬱症」這個標籤，擔心「我是誰」、自我價值和自我認同感受到憂鬱症的威脅。這時，我們須看重他作為一個人的美好之處，讓他感覺到，至少在父母眼中，他仍然是一個獨特的人。

第三，給孩子打氣、鼓勵，即使憂鬱症不會完全消失，時不時有症狀發作，但他仍然可以在社會上有一席之地，活出有樂趣、有意義的生活。

4. 從整合身心的視角看待憂鬱症的治療

第一，腸道微生物群和中樞神經系統之間的雙向交流（被稱為腸－腦軸）日益得到重視。腸道微生物群的變化會促使微生物脂多醣（LPS）釋放，從而引發腸道發炎反應。腸道發炎會誘發神經發炎，影響下視丘－垂體－腎上腺軸，誘發與憂鬱症相關的症狀。因此，不妨考慮幫助孩子**增進飲食健康**，攝取有助於提高胃腸系統中優質微生物群含量的膳食。

第二，越來越多有關運動－憂鬱關係的研究證實，**運動鍛鍊**是一種有效的行為干預和輔助治療。有研究把一群達到重度憂鬱症標準，但尚未接受藥物治療的青少年，隨機分配到為期十二週的劇烈運動組或身體伸展組，一年內兩組的憂鬱症狀均顯著減輕，劇烈運動組效果更佳。並且，兩組在學校表現、親子關係、同伴關係等社會心理性功能上都有改善。此外，充足的睡眠、日照、維生素及微量元素也至關重要。善於運用五個感官（視覺、聽覺、嗅覺、味覺、觸覺）來放鬆身心，也有許多好處。總之，如果父母能向孩子介紹身體炎症、鍛鍊、平衡與心理健康的密切關係，以及從自己做起，科學飲食、積極運動，全方位的採用健康的生活方式，將對孩子憂鬱症的緩解和治療起到不可替代的巨大作用。

5. 不要把父母的自我效能感變成孩子的負擔

有時父母難免會感到脆弱：「我努力試了這麼多方法都沒用，我不是一個好媽媽（爸爸）。」一方面，我們可以反思，哪裡可以調整。另一方面，我們的目的是理解和幫助孩子，而不是藉由改善憂鬱症來證明自己。

當我們非常沮喪、自我懷疑時，要問自己：現在應該要關注誰、此刻要優先照顧的是誰的感受——是孩子，還是自己？對此沒有唯一的標準答案，有時是孩子，有時是自己，有時是其他家人。

6. 練習成為善於解決問題的人

挫折一定會發生，因此我們要把心態從「盡快解決問題」，轉變成「練習成為善於解決問題的人」。當心態是「盡快解決問題」，關注的是「問題是否終於解決」，重點放在結果。當我們關注「練習成為善於解決問題的人」，那處理哪個問題就變得不那麼重要了。

某些事，父母得接受自己做不到

面對某些憂鬱症情況，**父母得接受自己改變不了孩子，只有孩子自己能改變自己**。我們可以影響他，但他是否願意受影響、受多大影響，不由我們決定。有時適得其反，我們越努力，孩子就越抵觸、反抗：

1. 尊重孩子的隱私和個人空間

罹患憂鬱症的孩子，在生活上很依賴親人，此時他的隱私會受影響。儘管如此，父母仍須尊重孩子的隱私和空間。

2. 尊重孩子的自主性

要做到這點，需要父母對自己的不滿有克制，有選擇性的提出不滿。俗話說：「選擇你的戰場。」（Choose your battle.）生活中的小事，可以交給孩子決定，尊重他。甚至吃藥，很多孩子不喜歡被問「你吃藥了沒」，會被不斷提醒他是個病人。最理想的狀態是，安排一個管理方法。例如，用一個長條狀的盒子裝藥，裡面分七格，代表一週七天，每天直接從裡面拿。當我們覺得孩子做不了時，也不要直接包辦，還是讓他先試試，如果他做到了，對於提升自我效能感和自我價值感，就是很好的機會。

3. 察覺我們的保護欲和控制欲

每個人得為自己的行為負責，若父母替孩子承擔，容易讓孩子產生「我做不到、我不能保護自己」的無能感和焦慮感，不利於憂鬱症的康復，也會讓孩子感到被控制。而且，還會導致孩子對自己的生活抱有旁觀感。「付出越多，越愛」，從人性的角度來看，如果孩子對學業、生活、自己的未來關心得不多、付出得不多，他對這些的愛就不可能深刻，動機就不會強烈，決心也不會堅定。取而代之，有點隨便、可有可無的意思。問題是，在學業、生活和未來裡，困難偏偏又是家常便飯。一邊頻繁遇到挫折，一邊缺乏動力與決心，豈能不憂鬱、頹廢？當孩子自己立下目標，他才會想遵守。所以當我們給他抉擇的空間，哪怕他選的不符合父母所想，至少他練習了做選擇和為選擇負責。

4. 明確底線

在尊重孩子的隱私和自主決定權的同時，為了確保孩子的健康安危，也需要設置必要的限制。我舉一個例子，一位女學生服用抗憂鬱藥後身體明顯發胖，因此心情非常不好，於是瞞著醫生和家人自行停藥，也拒絕看諮商心理師。家人順著她，但憂鬱症日漸嚴重，導致家庭關係惡化。

雖然家人尊重了她的意願，但她停藥又不諮詢的決定，給自己和家人帶來的弊遠大於利。討論勸說無效後，父母決定，如果想繼續得到父母的資助，就必須接受治療：這種藥不行，可以和醫生溝通換一種藥；這個醫生幫助不大，可以再找其他醫生；同時必須借助心理諮詢，來處理藥物不能處理的問題。父母要認真思考哪些問題有底線、哪些沒有，決定之後盡量維護它的明確性和堅定性，並在底線之外有充分的寬容。

5.不要強化憂鬱症對孩子的束縛

有的父母在**孩子得了憂鬱症後，很害怕刺激孩子，很多話不敢說**，凡事順著他，甚至從過去的嚴加管教突然變成不管教。這樣做的出發點往往是為了保護孩子，但在效果上，孩子會覺得把他當作病人來照顧，讓他感到壓抑。雖然孩子受到憂鬱症的束縛，但還是可以讓他知道，我們尊重他、相信他，所以對他仍然有合理的期待。盡量讓孩子為自己負責，包括按時吃藥、按時去諮詢面談等。

化解衝突

美國精神病學家大衛・伯恩斯（David Burns）強調，有時不是因為我們有不當的弱點，而是因為我們有寶貴的特點，所以罹患憂鬱症和焦慮症。例如，在沒考上父母與自己所期望的大學後感到憂鬱，是因為有對父母的感恩之心、對自己的責任心。當孩子令我們失望、擔憂、惱火，或有不正常的表現時，也許我們可以先問問自己，「這些情況的背後在追求什麼，甚至美好的特點」。雖然不一定每次孩子行為的背後都是正常的需求或美好的特點，也許有時的確是不當的要求或自私的特點，但是，至少我們不能每次都只從不當的要求或不良的特點來判定孩子。我們得有多個角度、多種可能性。

當父母用狹隘的眼光看待孩子，孩子也會限制自己的期許與想像。當父母看待孩子的角度和可能性增加，孩子看待自己的角度和可能性也會藉此擴展：

1.從「預設成見」到「換位思考」

如果孩子做了讓我們不滿意、失望、生氣的事，可以先假設不是因為他故意不做、不改變、偷懶等，**而是他還做不到或另有隱情**。我們容易預設別人是有意而為，因為我們不知道當事人經歷了什麼，因此經常把他的行為歸因為他本身。

舉例來說，學生考試沒考好，家長可能會說，是因為學生不肯努力；而學生可能會說，這次身體不舒服難以集中注意力，或考卷裡出現還沒學過的內容。事實是什麼？可能偏重個人不夠努力，或偏重情境的因素，也可能是兩者的結合。重要的是，為了避免不必要的衝突，先克制自己，別預設對方是有意不做好。

又例如，帶孩子去飯局見朋友，他低頭不理別人，別人問問題也不回答，他可能是有意不配合，但也可能不是。可能是憂鬱症的緣故：他感覺很不舒服，但不想讓你失望，所以還是陪你出門，但見到你的朋友後，覺得太吵，應付不了，希望飯局快點結束。這顯然和他無視你的感受、故意和你過不去的猜測不同。

並非每時每刻都須為孩子找藉口，如果他有暴力行為、惡意傷害，就不該縱容。只不過日常中，我們要經常問自己，他令我們不滿的表現，是源自於他故意的，或是因為他的症狀，或因為存在什麼客觀情景因素，還是都有？當我們提醒自己，去擴展解釋他行為的角度，不僅會發現他令人困惑、難以理解的行為變得不那麼古怪，而且還會發現更多值得肯定的地方。

像是，女兒扔了家裡的東西，你很惱火，但其實是她今天精神好一點，看到房間有點亂，就開始收拾，結果不小心扔了你的東西。當我們了解到事情的來龍去脈，其實可以把重點從責怪她亂扔東西，轉移到表達她今天精神比較好，並稱讚她為家裡服務的行動。

當我們從預設成見變成換位思考，還能發覺幫助孩子的機會。例如，如果他答應我們要做什麼事，但沒做，可以先不預設他是說話不算話，而是問他是否遇到什麼困難，進而幫他解決障礙。像是：如果是健忘，那麼可以試試設定鬧鐘，或在顯眼處貼便條紙提醒。

2. 發生衝突時，先暫停

當親子關係發生衝突時，父母要提醒自己盡量用平靜的方式處理問題，因為我們的言行對孩子的身心健康會產生影響。父母練習給自己中場暫停的時間，先離開現場，深呼吸幾次，讓自己平靜下來。身心稍微調整後，再返回現場。

此時不須壓抑你的需求，而是試著站在對方的視角、感受他的情緒，不要只關注他說什麼。例如，孩子攻擊性的語言和行為背後，可能是由於自尊心較低、缺乏安全感、感到被威脅，出於自我防禦而表現出極端的憤怒。

3. 調整溝通方式，增加孩子理解我們的機率

一般而言，直接、鼓勵性的表達方式，更能取得好效果。例如，先引起對方的注意：「我能和你談談嗎？」聚焦在一個點上：「我想和你談一談零用錢的額度。」明確提出時間：「今天晚飯前我們聊一聊好嗎？」避免負面的情緒表達，與其說「你成天就只會玩電腦，不運動」，不如正面表達：「我們很久沒一起散步了，今天天氣這麼好，你能陪我散步嗎？」以陳述事實為基礎：「這份考卷明天上學要交，你還沒寫完。」說出你要他做的具體行為有什麼正面結果：「你今天五點之前能寫完嗎？要是寫完了，我們晚上可以去看電影。」

給予情感支持

研究表明，還有一類家庭的憂鬱症患者，病情也容易復發。那就是，父母對罹患憂鬱症的孩子表現出指責、批評、攻擊、敵意。罹患憂鬱症的孩子本來就時常自責，把憂鬱症也歸咎為自己的錯，怪自己太軟弱、不堅強、想不開等。這時家人再流露出責怪的態度，認為他只是懶、想太多，那麼可想而知，孩子更加感到羞恥、自卑和孤獨。無論孩子的症狀多嚴重，都應確保給予他們尊嚴、尊重和情感支持：

1. 識別孩子需要的支援類型

有的人喜歡被鼓勵，例如：「堅持，你會感覺好起來的，到時我們一起去做你想做的事。」有的人喜歡被安慰，例如：「這不是你的錯，任何人都可能得到這種疾病。」有的人喜歡被幫助，例如：「有什麼我可以幫忙的嗎？」要了解孩子的需要和喜好，給予相應的支援。

2. 讚美孩子

面對憂鬱症，讚美時要更小心。

一方面，憂鬱症孩子的自我感覺是消極負面的，他發自內心感到自卑，覺得自己什麼都不如人、沒價值，甚至會認為自己活著是他人的累贅和包袱。這時，即使對他說「你很好」，他也沒辦法把這些形容詞和自己聯想在一起。頂多覺得你很善良，想說些好聽的話安慰他；他也可能認為你不理解他的感受，甚至故意說風涼話嘲笑他。

另一方面，不論和身邊沒得憂鬱症的人相比，還是和患病之前的自己相比，得憂鬱症的孩子在面對學業、人際、健康狀態等情況時，都會有差距。甚至糟糕到令人擔心、看不到希望的地步，例如不吃不睡、成天打電動。此時要找到恰如其分的讚美，會有一定的難度。

那該怎麼辦？此時，可以肯定他的努力：「憂鬱症太令人煎熬了，你付出了很多努力、嘗試了很多辦法。」肯定他的堅持：「儘管不確定什麼時候可以好起來，但你在堅持，這本身就是一種成功。」表揚他的心態：「你沒有給自己不切實際的目標。」表揚他的勇氣：「你沒有放棄，積極治療，這需要很大的勇氣。」

表揚他的選擇：「關於諮商心理師，你認真的考慮了好幾個選項，慎重的做出了選擇。」

在讚美的過程中，我們讓自己成為孩子的鏡子，先看到他的努力，讓他也看到自己的進步，發現「儘管現在這麼糟，我還在努力，我身邊的人也和我一起努力，我們都不放棄，未來只會好起來」。

3. 認真聆聽

多聽，聽到言外之意。對於聽到的內容和背後的情緒，多理解，多共情。如果孩子的體驗，我們沒經歷過，覺得很陌生，於是我們說：「怎麼可能呢！不會的。不是這樣的。」那孩子會有什麼感覺？他會感到我們不相信他，否定他，打發他。如果孩子的想法，我們很不認同，於是我們直接說：「你不該這樣想！」那孩子會有什麼反應？可能反駁、更堅持己見，或者隱藏、更關閉心門。

4. 認同感受，而不一定認同對事實的評價

當孩子的感受是痛苦、焦慮和困惑時，我們可以認同他的感受，但不一定要認同他對事實的評價。例如孩子的作文沒考好，沮喪的說：「我不會寫作文。」一方面，我們認同感受，可以說「你覺得自己做得不好，對自己很失望」，但另

一方面，不一定要認同他說的評價，回應「對，你的作文太差了」。

其實，我們更可以不評價好壞，說：「你覺得你的作文很差，可能有的人會同意，也有人覺得你寫得沒有你想得那麼差。不過重要的是，你自己覺得失望。你希望改善哪個方面的問題？我可以和你一起想辦法。」

平衡家庭生活

在家庭裡營造平等的氛圍也很重要，不要只關注罹患憂鬱症的孩子，而無意中冷落其他孩子和配偶。另外，面對家庭成員都須遵守的家規，生病的孩子也不應例外。例如，不論有沒有罹患憂鬱症，都不能藉由打人來發洩情緒。另一種情況是，當家庭出現了難題，建議讓生病的孩子也加入討論：

1. 家庭裡營造分工合作的氛圍

每個人都有承擔部分家務的責任，包括罹患憂鬱症的孩子。當然，父母得接受他會抱怨、會忘記、不能完美的執行。當他沒有執行時，父母可以用平靜而明確的態度提醒他，肯定他的努力，讓他知道雖然他有憂鬱症，但仍是有貢獻、有存在感的家庭一員。

2. 保持或恢復常規活動

不要讓整個家庭被一個人的憂鬱症「挾持」。在得病之前會做的家庭活動，還是可以去做，例如夏天旅行、週末看電影、回老家等。全家人應練習和憂鬱症共處。

讓學校成為「安全網」

在談到心理疾病和精神障礙時，離不開「安全網」這個概念。安全網背後的含義是，如果患者摔下去，能有一個大網把他接住。大網是由什麼組成？由人組成，包括父母、兄弟姐妹、親戚、好朋友、老師、鄰居。

兒童和青少年每天在學校的時間大於在家裡的時間，因此父母和孩子的接觸非常有限，若發生什麼事，很難即時處理。而學校環境雖可能刺激憂鬱症發作和加重憂鬱症，但若與校方溝通得宜，也能成為預防和幫助康復的重要地方。

孩子如果被確診為憂鬱症，要不要告訴學校？很多父母對此有顧慮。畢竟，社會上常有汙名化憂鬱症的言論，父母會擔心如果學校裡有人知道了，孩子會被歧視和欺負。不過，如果老師不知情，可能會不理解孩子精神不振、無心學習、成績退步、不合群等表現的背後成因，而對孩子管教不當，無形加重了孩子的病情。我建議，根據學校的理念、氛圍、具體情況，決定是否信任學校。即使信任，也不建議告訴所有老師。

以下幾類老師可考慮保持溝通。首先是最核心的老師，即對孩子各方面情況最了解、和家長聯繫最密切的老師，通常是班導師。其次是孩子最喜歡的老師。雖然只教孩子某一門課，但孩子很信任這位老師，甚至主動告訴老師一些心事。如果這位老師知道孩子有憂鬱症，當孩子在學校感覺不太好時，可以找信任的老師說幾句話。

接著是學校的心理輔導老師。心理輔導老師不僅可以幫孩子提高應對學業壓力、校園人際壓力的能力，而且如果條件允許，他們還可以成為橋梁，幫助各科目的老師來調整、重新安排作業量，以更適合憂鬱症的孩子。

最後是學校的醫護人員。憂鬱症往往表現出多種身體症狀，如頭痛、心悸、胸悶、腹脹、失眠，而學校的醫護人員能第一時間給予救助。

在和學校溝通前，建議先和孩子溝通。如果在孩子不知情的情況下就告訴學校，孩子可能會感到隱私被洩露。和孩子溝通的過程，能讓父母了解孩子對憂鬱症有什麼顧慮，也幫助孩子接受和正確看待自己有憂鬱症。這個過程可能不是一到兩次談話就完成，可圍繞多方面展開。例如，討論把憂鬱症告訴學校的利弊、詢問孩子最喜歡的老師是誰、了解孩子希望或不希望哪些老師知道等。

當全家溝通後，可以和我們認為應該知道孩子病情的老師，約一個面對面的隱私會談。如果孩子在校外有諮商心理師，也可以邀請他參加，但要先溝通好哪些內容應該和學校談、哪些不應該。取決於學校的具體情況，如果孩子年齡較小或病情嚴重，可以考慮請校長參與。

在會議過程中，通常可以討論以下內容。首先，向校方了解，孩子在課堂表現上有什麼變化、和誰關係好、有沒有被同伴排擠或欺負。如果家長知道學校不了解的情況，例如孩子有社交焦慮，或孩子被霸凌，那麼有必要讓學校了解和重視這些狀況。

其次，讓校方知道孩子有憂鬱症、客觀病情如何、是否在治療中，以及病情對孩子在校學習的影響。此外，家長可向老師學習幫助孩子的方法，在家裡也實踐。常見方法包括把作業拆解，例如背課文時，把課文按照段落區分。

最後，也是最重要的一點：家長可以提出請求，並和學校討論需要學校提供哪些特殊待遇。如果父母認為目前孩子還沒有能力跟上學習進度，不妨問老師是否可以在病情好轉之前，減少作業量到孩子能承受的範圍。

會議中還可以商定一位老師（例如班導師），由他來和其他老師溝通。這位老師不需要也不應該（除非家長同意），向其他不知情老師洩露孩子罹患憂鬱症的資訊。

和其他老師溝通有兩個目的，一是蒐集資訊。因為不同科目的老師有機會看到不同角度，多方蒐集資訊能避免遺漏。二是營造一致的環境。不同老師的教學方式不同。如果某位老師的嚴厲教學方式不適合生病的孩子，這位老師可以向其他老師解釋：孩子遇到了困難，家長和校方溝通達成共識，在教學方法上有哪些特殊處理，請老師支援和配合。

會談後，家長可以向相關各方寄送郵件，總結會議的主要內容，重申所達成的共識。如果學校同意調整以幫助孩子適應，那在嘗試調整方案一段時間後，父母應及時回顧，若發現調整後仍不適合孩子，再尋找下一個調整方案。

父母也需要自我關照

即使是孩子沒有得憂鬱症的家庭，養兒育女的生活也從來不易。某些家庭裡，孩子打電動，老公看手機，只有媽媽一個人又做家務又管學習，很容易發火。孩子學習的焦慮、親子溝通的阻塞、夫妻關係的疏離……帶給家長多少疲憊、無力。

這些在日常生活中時常發生，往往把我們折磨得筋疲力盡。一旦到了如此地步，我們也更容易衝動之下做出違背自己的意願、讓自己後悔的舉動，例如吼叫或說傷人的話。

而罹患憂鬱症孩子的父母，承受著更複雜的壓力。憂鬱症這個「催狂魔」不僅把孩子的美好感覺、快樂記憶吸走，留下最壞的記憶，還影響孩子身邊關心他的人。其實，**不只生病的孩子需要被關懷，孩子的父母也需要被關懷**。

父母在照料孩子的同時，不論是為了自己還是為了孩子，都務必做好自我關照。由於不知道憂鬱症何時是盡頭，日子久了，父母會累積很大的身心壓力，而容易情緒不穩定，遷怒於孩子，反而施加了傷害。

如果我們有過心理創傷，並且沒做好自我關照，創傷會傷及孩子。美國精神病學家沃米克・沃爾肯（Vamik Volkan）指出，有些成年人（往往無意識的）把孩子當成一個「永久性水庫」——把成年人生活中的事物也丟給孩子。這麼做的後果是，父母經歷過的創傷，會帶給未直接經歷該創傷的孩子。

自我關照也是在為孩子樹立榜樣。作為父母，我們在情緒調節、時間管理、身心保健各方面，應該比孩子知道更多的方法。然而，我們有沒有一方面把方法教給孩子、要孩子做到，另一方面自己卻從不實踐？例如，每天提醒孩子「你要多運動，少看手機」，可是自己躺在沙發上，手機不離手；要求孩子「不許亂發脾氣」，可是自己卻經常用大嗓門和冷暴力對待他人。

自我關照的具體方法千變萬化，我總結了幾條原則：

1. 小心不健康的「自我關照」

注意我們有沒有不健康的應對方式，例如情緒性進食、衝動性消費。在衝動過後，我們可能會陷入後悔、自責等負面情緒的泥潭裡很久。

2. 察覺到內心對自我關照的抗拒

抗拒有兩種。第一種是愧疚感。有的父母對於自我關照有罪惡感，尤其覺得是自己造成孩子得憂鬱症而心懷內疚的父母（有些孩子的憂鬱症是父母造成的，但也有些憂鬱症和雙相情感障礙，是出於遺傳或其他因素）。

然而，如果父母不照顧好自己，對孩子可能會產生有意無意的（哪怕我們不願意看到也不願意承認）積怨，「我以前怎麼樣，因為他的病我怎麼樣了」、「如果不是他病了，我會如何」。與其有積怨，不如找朋友傾訴，請人來照顧孩子、讓自己休個假，不僅能減少一些埋怨，也提高照料孩子的品質。

第二種是慣性。人在不舒服中忍受時間久了，會在一定程度上適應這種不舒服，甚至無法察覺。對於熟悉的事物，人容易錯把它當作「安全」，所以願意待在熟悉的環境裡，哪怕並不好。而做出改變，儘管最終目的是讓人更安全和更舒服，但因為改變本身是走出舒適區，人容易錯把它當作「不安全」。

如果察覺到內心抗拒自我關照，我們需要提醒自己，當我們在幫助孩子時，誰來幫助我們？是不是最終得靠自己？為人父母是我們生活的一部分，但不能讓它吞噬了我們全部的生活。要建立一個健康的邊界，保留給孩子的時間，也保留給其他家人、自己、工作、朋友的時間。畢竟，作為父母，我們承擔了很多，付出的也很多。目的無非就是讓孩子更好，讓家更好，讓未來更好。在我們能實現讓孩子、家、未來更好的目標之前，我們首先要確保一件事：想讓孩子好，得讓自己好。

3. 了解軟肋

發覺容易讓心情劇烈變動的場合。例如，一位有憂鬱症孩子的媽媽說，每次她參加有某個同事在場的聚會後，都會難受很久，因為這個同事喜歡炫耀自己的孩子，並詢問她孩子的情況，讓她覺得非常自卑和嫉妒。對於這類場合，能避免的就盡量避免，不能避免的，須有意識的做心理準備。

4. 找到支援系統

精神病汙名化是一個現實的社會問題，會導致我們不和別人說出孩子的病，所以我們需要找到支援系統。和自己的朋友多聯繫，說說心裡話，能卸下一些負面情緒，並且得到一些溫暖、鼓勵、希望。也可以加入憂鬱症患者親友的支援互助小組，在互助小組中，你能看到和你身處類似處境的人，得到共鳴，感到不那麼孤獨。有些沒法和別人說、說了別人也不能理解的話，可以在小組裡說，讓你感到被釋放、被理解、被鼓勵。小組中其他成員有時還可以成為我們的鏡子，幫我們看清自己，並互相啟發、學習。此外，也可以參加個體心理諮詢。

5. 因人而異，找到適合自己的事

做你喜歡或帶給你滿足的事，才算自我關照的行為。例如有的人，在學習或工作壓力太大時，喜歡收拾打掃，那麼做家務就是一個轉移注意力、緩解壓力、稍微休息的方法。可是換一個人，家務令他頭痛，是壓力的來源，就不會達到減壓的效果。所以，最好的自我關照方法是什麼？就是最符合你喜好、個性的，一定要根據自己具體的情況、內心的反應，來分別和篩選。

6. 不求大手筆，但求容易做，重在堅持

自我關照不需要長時間、高費用。泡溫泉、按摩、旅行……若有興趣而且條件允許，當然都可以成為自我關照的方式，但如果你覺得在時間和金錢上太「奢侈」，也可以選擇其他的方法。例如，散步半小時、泡上二十分鐘的熱水澡、瑜伽拉伸十分鐘、深呼吸十次。此外還有很多方式，重點是方便、易行。多做好過少做，少做好過不做。

以下列舉一些常見的自我關照方法，但適用與否，取決於你的具體情況：

- 如果新聞讓你產生「世界很混亂」的焦慮，或世界的陰暗面讓你感到悲傷，那麼不如暫時關掉新聞、闔上報紙、換個頻道。儘管了解時事是有價值的，但我們得「量量心理體溫」，必要的時候要降溫。
- 喝足夠的水。缺水會讓人感到無精打采，而讓頭腦清醒，有時只是伸手拿水杯這麼簡單。
- 休息。包括睡覺、午休，以及什麼也不做、什麼也不想的發呆。對於疲憊的身心，休息並不是浪費時間。
- 獨處。提早上床，在床上寫一段日記、翻兩頁書、聽一首音樂，創造獨處的時間，做做睡前放鬆的準備。
- 刷牙、洗臉和洗澡，不只是為了去除汙垢，保持整潔，避免不衛生帶來感染、健康隱患或疾病，也可以起到改善精神面貌的作用，還可以借此表達對自己的關愛。例如刷牙的時候，看著鏡子中的自己，給自己一個微笑或問候，說一聲「辛苦了」、「謝謝你的努力」，頓時心情就不一樣了。再例如，用自己喜歡的乳液，邊擦邊深呼吸，感受香味帶來的慰藉。

• 散步。如果能在白天有陽光時散步更好。不急不趕，發現什麼，就停下腳步欣賞片刻，例如發現樹上的葉子變顏色了，深淺不一，感嘆季節交替。

• 抱抱家人和寵物。擁抱的好處不勝枚舉。例如，有助於分泌催產素（oxytocin），令人平靜、放鬆，緩解壓力和焦慮，並增強信任和連結感。擁抱還能提高血清素（seretonin），帶來愉悅感，減輕憂鬱，調節食慾。也能促進分泌多巴胺（dopamine），有助於提升精力和動力。

• 做飯。俗話說「民以食為天」，但如果時間少、事情多，不妨考慮一次多做些，留著吃好幾頓。能每餐在家裡當下煮當然好，但如果沒人幫忙，自己又沒時間、沒心情去做，那吃自己做的隔夜菜，也可能好過吃零食或外賣。留意內心的完美主義所帶來的焦慮。畢竟生活是一個平衡，沒有什麼事是只有好處沒有代價的。餐餐現煮所花的時間成本，以及時間安排上的壓迫感，會給本來就勞碌的人增添更多壓力。

• 運動，能啟動副交感神經系統，降低心率，減少戰鬥或逃跑的壓力反應，增加愉悅感、振奮感。簡單的運動包含在家附近散步十五至二十分鐘，或在家裡跳開合跳五分鐘。

很多家庭等發現孩子出狀況時，症狀已經很嚴重了。唯有積極主動的防治，才能在各個階段盡量避免問題。研究一再顯示，來自家庭和學校的支持，包括情感、物質等方面，是對患者至關重要的幫助。父母應如何幫助生病的孩子？本章先從常見錯誤談起，然後介紹了調適心態的做法。既對治癒前景有希望和信心，又對治療過程有接納和耐心；既表達關心，又不施加壓力。

孩子是憂鬱，還是不開心？

1. 想像一下，如果你罹患了憂鬱症，會希望身邊的人如何對待自己？
2. 根據對孩子過往的回憶和現在的觀察，體會一下，孩子希望父母如何對待他？

⑤ 以痛療傷——聽到孩子的求救信號

我希望我爸媽能自責……我想透過我的死讓他們反省……我想寫一封信……如果我只寫信、不死的話，他們只會稍微感到驚訝；但如果我死了，衝擊力道會多好幾倍吧！

——來訪者

非自殺性自傷（nonsuicidal self-injury）指個體在沒有明確自殺意圖的情況下，故意、重複的對自己的身體造成傷害。自傷往往與童年虐待史、憂鬱症、焦慮症、進食障礙、創傷後壓力症候群、物質濫用、邊緣型人格障礙等有關。最常見的自傷包括：

- 割傷皮膚。
- 燙傷或灼燒皮膚。
- 打擊身體或用身體撞擊硬物。
- 經常拔身上的毛髮。
- 抓摳皮膚。
- 破壞傷口癒合。
- 將異物刺入皮膚。
- 吞下有毒異物。
- 把自己置於危險情景，如酗酒、醉駕、不安全性行為等。

以下是孩子可能存在自傷行為的跡象：

- 身上（例如手腕、胸部、腿部、腹部等）有無法解釋的傷口或傷疤（例如割傷、燒傷、瘀青）。
- 在與人發生衝突後，把自己長時間鎖在房間或廁所裡。

- 在房間中藏利器（例如小刀、剃刀、美工刀、針、玻璃碎片）。
- 發現帶血跡的刀片。
- 發現帶血跡的衛生紙、毛巾、衣服等。
- 頻繁發生「意外」導致受傷。
- 不論天氣多熱，堅持穿長袖和長褲（目的是掩飾傷痕）。
- 佩戴遮蓋手腕的配飾（例如護腕或手錶），堅持不脫卸。
- 拒絕參與需要脫衣服的場合（例如游泳）。
- 親眼看到或聽人說看到孩子傷害自己。

另外，如果孩子的朋友中有人自傷，父母要留意孩子是否也嘗試自傷行為。因為自傷遵循傳染病學的發展模式，在年輕人之間，能產生效仿、「跟風」、同伴傳染的現象。我的來訪者也告訴我，**他最早知道自傷，是因為同學在做，「如果她做了，那我也可以試試，也許對我也有用」**。除了身邊的人，網路、影視、新聞報導、社群媒體，也可能傳播了自傷的概念。

自傷能增加愉悅感

如果發現孩子自傷，父母可能非常震驚、恐懼，或不知所措。父母也可能對自傷充滿不解——「為什麼好好的要傷害自己」，或做出揣測——「是不是故意這麼做想博得關注」。然而如果父母的反應，讓孩子覺得父母不關注、不理解、不接納他們，那麼他們的心境會變得更糟。

研究表明，當父母發現孩子自傷時，若反應過度、批評、指責、羞辱孩子，只會讓局面惡化，且孩子會更不願意尋求幫助或治療。所以父母首先得深吸一口氣，給自己一點時間和空間，冷靜下來。提醒自己：我們本意是幫忙，千萬別幫倒忙。下一步該怎麼辦？想穩定住局面不惡化，甚至讓孩子願意敞開心扉、感受到愛、接受幫助，就一定離不開父母對自傷有充分的學習和認識。

認識自傷包含三個方面。第一，父母得了解自傷的危險。自傷會產生從表面創傷到永久性外表損傷等，不同程度的傷害。另外，大多數有自傷行為的人並沒有自殺意圖，非自殺性自傷本身也不必然惡化成自殺意圖或行為。然而，如果比較兩個有自殺意圖的人——一個沒有自傷歷史，另一個有自傷歷史，**有自傷歷史**

會增加成功實施自殺行為的風險。即使沒有自殺或沒有留下永久性外表損傷，自傷的人內心一定是痛苦的。除了自傷本身所造成的痛苦之外，還帶來新的痛苦，例如掩蓋傷痕的壓力，以及被發現傷痕時需要撒謊搪塞的煩惱。這一切始終是身心健康、人身安全、家庭幸福的嚴重隱患。

第二，父母得理解自傷對孩子意味著什麼。儘管孩子掩飾得很好，但內心一定經歷著難以承受的悲傷、痛苦、焦慮等情緒。自傷會啟動內生性類鴉片系統（endogenous opioid system）——**自傷的疼痛促進腦內啡快速分泌，在短時間內增加愉悅感**。因此，自傷有暫時舒緩、慰藉的功能，既可以讓孩子把堵在胸口無法表達的情緒和想法釋放出來，也可以使他們暫時遠離折磨他們的想法。從這個意義上來說，自傷居然有「自我關照」的功用。

例如，我曾遇過一個女孩，父母一方面對她的身體健康過度保護和控制，另一方面對她充滿語言暴力和情感虐待。她透過自傷表達憎恨與報復，「你在乎我身體，我偏破壞它」。每次割傷自己後，反而有一種說不出來的放鬆和平靜，讓平日裡失眠的她可以沉睡。

然而，自傷更是自我懲罰、自我羞辱、自我仇恨。自傷經常發生在自責、內疚、自我厭惡的心境下，個體認為自己應受到懲罰。例如一位國中生，作業做不出來、第二天交不了，她會非常冷漠的用長指甲搔抓手臂，抓出血跡；而且有一些自傷的孩子，本來就受過虐待，那麼傷害自己的時候，無意中在重演創傷，此時**自己既是施暴者也是受害者**。

不論是自我關照還是自我懲罰，追根究柢，是對需求的表達和自我滿足。只是，它是一種非適應性的、弊遠大於利的方式。父母固然需要幫孩子找到替代性的、適應性的、利大於弊的方式，但父母也有必要發自內心的關心，**孩子為什麼用自傷這個方式對待自己，他們究竟渴望實現什麼？**雖然自傷是不能接受的行為，然而，自傷背後的需求是父母必須關注、理解，甚至接受的。

第三，父母得理解**停止自傷並不容易**。自傷在肉體上會帶來疼痛的感覺，但在精神上可獲得快感，有自我撫慰的功能。而重複啟動內生性類鴉片系統會導致耐受效應，隨著自傷的增加，要達到同樣的快感所需要的疼痛程度得增加，意味著會逐漸出現更嚴重的自傷行為，因此**自傷有一定的「成癮」性**。

同時，自傷具有迴圈效應：在自傷產生暫時的慰藉之後，緊接著是羞恥感，孩子知道自己做了一件不好且不對的事，產生難以承受的負面情緒，伴隨著扭曲的思維和信念，加重憂鬱症，進而增加再自傷的風險……循環往復，難以打破。當父母理解了自傷的迴圈效應，對孩子的自傷行為就會更有耐心，若孩子再次傷害自己，父母能原諒孩子，也幫助孩子原諒自己。

聽到孩子的求救信號

在父母充分的認識自傷後，父母可以和孩子一起面對。自傷不是好事，孩子不想說、不想面對，是再正常不過的。而我們流露出的情緒，也可能進一步阻礙孩子和我們溝通。如果父母暴跳如雷、興師問罪，孩子自然會想躲起來。如果父母驚慌失色、痛哭流涕，孩子會想：「現在你就已經受不了了，那我怎麼還能讓你知道更多？」總之，當父母的情緒不能自持，孩子可能會對父母的承受力感到失望，並為自己的痛苦無法與人分擔而感到孤獨。

避免疼痛原本是人的本能，一個人得陷於多麼大的痛苦，才會不畏疼痛，甚至追求疼痛？在這麼大的痛苦中，是什麼讓他沒有向外界求救？抑或，他已經發出過微弱的求救信號，而外界居然一而再、再而三的忽略了？發生了什麼？為什麼走到了這一步？現在怎麼辦？他需要什麼？父母可以做什麼？這一切的問題，只有當父母有對生命的敬畏和關切之心，以及對事實求真和接納的心，才問得出；對孩子給出的答案，也才聽得進。帶著對溝通不易的心理準備、對生命的敬畏和關心、對事實的求真和接納，我們在孩子面前，安靜的坐下。也許很長一段時間，誰也不會說話，但是不說話也可以做到一同面對。

當父母準備好說話了，也許父母可以說：「如果你想知道我的感受，我可以跟你說：我的感受很複雜，但我覺得更重要的是你的感受。一方面我覺得你一定特別不好受，但另一方面我無法猜測你經歷了什麼，你的苦衷只有你知道。如果你不介意告訴我一點，我一定好好聽。如果你不想講，等你想講的時候，我隨時都在。」

如果孩子沒有走開，而是繼續坐著，甚至哭了，或似乎在猶豫什麼，那都是他在努力，讓自己可以準備好表達並找到表達的方式。父母可能有很多事想問，卻只得到很有限的答案。例如父母能注意到孩子的割傷是比較刻意的圖形，但並不知道背後的含義究竟為何。

如果可以的話，盡量透過詢問逐步搞清楚以下幾點：

- 自傷究竟是非自殺性質的還是自殺性質？
- 身邊是否有同學、朋友自傷？
- 是否與別人共用自傷工具？是否有疾病傳播和感染的危險？
- 孩子為什麼自傷？背後的需求是什麼？

當父母更加理解孩子，便會了解到孩子是因為內心有難以表達的痛苦才會自傷，這讓內心麻木的人覺得自己還活著。此外，父母也能客觀指出自傷的局限：從長遠上，自傷不能解決煩惱，反而會帶來更多的羞恥、自卑、迷茫、絕望，使孩子加重痛苦、失控、麻木、焦灼。

如果孩子想停止自傷，父母可以和孩子一起討論如何消除自傷行為：

- 在孩子的同意下，移除用於自傷的物品。
- 協助孩子準備一個「情緒急救箱」，裡面放可以鼓勵他的物品，例如自己和家人的照片、偶像的照片、鼓舞人的卡片；或幫他抒發情感、減壓的東西，像是日記本、彩色筆、繪本、精油、壓力球、自助方法的提醒卡片。

•和孩子一起整理在情緒幾近崩潰時，可採用的自助方法。方法必須是方便且簡易可行的。例如含冰塊、咬檸檬、撕紙、在手腕上彈橡皮筋、摔枕頭、跑步、跳繩、瑜伽、和寵物玩、泡熱水澡……把自傷衝動轉化成沒有傷害或傷害很小的活動。

•幫孩子練習以下干預方法：感官著陸技術（sensory grounding skills）——用五個感官來穩定自己，例如握住柔軟的東西、聞精油的氣味、把冰袋放在皮膚上、聽安慰人的音樂，提醒自己「我是安全的」、「我可以選擇」；認知著陸技術（cognitive grounding skills）——問自己有益處的問題，像是真正讓我不開心的是什麼？如果進行衝動的行為，會讓事情更糟還是更好？什麼會讓事情更好？視覺化（visualization）——用積極正面的視覺形象來對抗痛苦，例如想像自己置身於一個安全而美好的地方，或想像苦盡甘來的時刻。

•接受系統性的心理諮詢和治療。專業諮詢可提供許多面向的幫助，像是讓孩子進行個體心理諮詢、參與技能培養互助小組，或整個家庭接受家庭治療。系統性的心理諮詢和治療可以幫助孩子關照內心的創傷，識別和干預自傷背後的情緒、認知、行為模式，學習和練習應對壓力、負面情緒、認知扭曲和人際衝突的方法；並且幫助家庭改善溝通，處理衝突，增進理解。

- 如果孩子自傷了，原諒他，並且提醒孩子和其他家人，「改變是需要時間的，我相信你會找到你的道路」。

如果自傷的危機解除，配合專業的幫助，父母還可以在日常生活中，利用以下方法更長遠的幫助孩子。

第一，提高對自傷行為的誘因和壓力來源的察覺能力。幫孩子識別是什麼事情容易讓他傷心、煩躁、有自傷的衝動——是考試，還是人際關係？知道了壓力來源，就可以對可能產生的不良感受有一些心理準備。等發生的時候，衝擊力會減弱一些。而且還可以提前安排處理方法，例如知道通知成績會讓孩子陷入自傷的衝動，可以提前約出門吃飯，轉移注意力。

第二，培養表達的能力。絕大多數自傷的孩子有述情障礙（alexithymia），對識別、理解、描述情緒感到困難。因為缺乏把情緒轉化為語言的能力，忍著到情緒決堤時，就用破壞性行動（即自傷）來抒發。因此，我們得鼓勵孩子識別情緒的細微之處，並學會用語言把情緒表達出來。父母可以示範，也可以多和孩子討論情緒話題。

父母可以多分享自己的經歷，告訴孩子什麼事情會讓人傷心或煩躁，而父母是如何處理的。

主動和孩子討論自殺話題

根據世界衛生組織二〇一九年的資料，自殺是十五至二十九歲年輕人的第二大死因。在十五至十九歲的青少年中，自殺是男生第三大死因，第一和第二大死因分別是道路交通傷害和人際暴力；而以女生而言，自殺是第二大死因，僅次於孕產婦死亡（九九％發生在發展中國家）。

以下因素會增加自殺的風險：

- 存在精神障礙或心理疾病：研究顯示，超過九〇％的自殺者存在一個或多個精神疾病，其中最常見的是重度憂鬱症。
- 有自殺的家族史：除了核心家庭成員（父母以及兄弟姐妹），也包括祖父母、曾祖父母，或叔叔、姑姑、阿姨等親人中有自殺行為。

- 有採取致命方法的便利條件，包括住在方便跳樓、跳橋的地方。
- 有長期的嚴重疾病。
- 有創傷史，包括被虐待、性侵、霸凌，或遭遇暴力、目睹暴力。
- 長期處於壓力之下。
- 近期遭受了重大的損失、災難、社交拒絕。
- 衝動性強。
- 有攻擊性、破壞性行為。
- 感到無望、無助。

其次，自殺意圖一開始可能是微弱的，像是「我不在這裡就好了」、「什麼都沒有意義」，而隨著病情惡化變得越來越明顯，例如認真思考自殺的方式。此外，儘管看起來很突然，但其實很多自殺行為是有跡可循的。如果孩子出現以下舉動，那可能是自殺的預警信號，包括但不限於：

- 經常且持續的悲傷情緒。
- 情緒突然起伏、極具戲劇化。
- 行為更具攻擊性。
- 經常抱怨和情緒相關的身體症狀，例如胃痛、頭痛、慢性疲倦等。
- 飲食、睡眠習慣發生改變。
- 和家人、朋友、社交圈越來越疏遠。
- 學習狀態和學業表現明顯下滑。
- 不再思考、計畫、談論未來。
- 經常思考、閱讀、查詢和死亡有關的內容。
- 在日記中或網路上表達和死亡有關的內容。
- 反覆開玩笑要自殺。
- 表達「很快你就不用擔心我了」。
- 突然變得開心或平和起來。

最後，了解以下常見的自殺前準備行為，能夠幫助父母判斷孩子是否有自殺意圖：

- 買藥。
- 買繩、刀等工具。
- 把自己的物品送人。
- 料理後事，例如把欠的錢還了。
- 寫遺囑。
- 隱晦的和親友告別，例如囑託重要的事和物，並提到敏感的字眼等。

在以上線索之外，判斷孩子是否存在自殺風險的另一個途徑，是**主動詢問自殺意圖**。即使患有憂鬱症的孩子從來沒有表達過自殺意圖，也**建議父母主動和孩子討論自殺的話題**。這裡要注意兩個常見的問題。

第一，不要以為孩子不提自殺就一定沒想過自殺。想自殺的孩子絕對不敢告訴父母，他們只會隱藏，並在這一過程中獨自害怕。第二，不要以為談自殺會讓孩子想自殺。事實是，談自殺並不會增加自殺的機率。如果孩子患有憂鬱症但沒有自殺念頭的話，他會覺得父母關心他，沒有什麼尷尬的事不能和父母說。如果孩子有自殺的念頭但沒有計畫，他會如釋重負，終於可以把這困擾人的黑暗說出來了，而且說出來看起來是安全的。即使孩子不承認，他也透過這個令他驚訝的談話，得到了一個至關重要的新體驗，那就是，連自殺這樣的話題都可以找父母談。也許不久後，就更容易主動向父母把心裡話說出來。

那麼如何主動詢問孩子的自殺意圖？不建議問「你沒有想自殺吧」，因為這種問法傳遞了你不想聽到孩子想自殺，那麼孩子就更會隱藏自殺意圖，順著你的問法說「沒有」。也不建議在看到自殺的新聞報導時，說「你可不會幹那種蠢事吧」，因為這實際上不是在提問題，而是在提要求，目的不是了解孩子的真實想法，而是在告誡孩子不該這麼做。此外，也不建議「打擦邊球」的問「你沒有什麼奇怪的念頭吧、你沒有想要傷害自己吧」，因為孩子的內心可能在想「我不覺得自殺是個奇怪的念頭。我也不是要傷害自己，我是要解脫」。其實，以上這些不建議的問法有一個共同點，那就是**父母不想聽到真相**，可能也沒有辦法承受真相。這時，孩子也自然不會告訴父母真相。

那該怎麼做？父母應找一個隱私有充分保障的安靜環境，以開放的心態來溝通，大大方方的問：「憂鬱症很難受，此時人有時會想『活著有什麼意思啊，不如走了好』，這是可以理解的。你有過這樣的想法嗎？」

如果孩子說有，不要試圖講道理、與孩子辯論自殺是對是錯、說服或反駁他的話，說「你的生活沒有那麼糟」，也不要威脅他「你要敢死，我也不活」。父母一定得盡量保持冷靜，複述總結孩子的意思，像鏡子一樣把孩子的情緒呈現出來，這樣孩子會感到被聽到、被認可。在此基礎上，可以進一步詢問：「是的，我能理解。有時這種想法太強烈了，人會不由自主做計畫，你琢磨過要如何結束自己的生命嗎？」

和孩子談自殺話題，能幫助孩子化解對「死亡是從痛苦中解脫的唯一途徑」的困惑，讓孩子感到安全、被接納。而且，談話可以從自殺擴展到死亡、生命，這些可能是孩子感興趣卻不知道如何與父母交流的主題，只有當父母能心平氣和的討論，才有機會了解孩子的想法，也才有機會善加引導孩子，畢竟他尚處於塑造人生觀、世界觀、價值觀的階段。

孩子有自殺意圖，父母如何面對

一旦孩子承認有自殺計畫，或父母發現孩子有自殺意圖，父母的反應一定是複雜而劇烈的。

•震驚、痛心、不解。絕大多數的父母把孩子當作生命的重心，甚至生命的全部，日日夜夜的照顧，傾其所有給他提供最好的條件。一旦發現孩子有輕生的念頭，必定如同晴天霹靂。在之後的一段時間裡，父母可能會做與自殺相關的噩夢，心焦如焚。

•恐懼。恐懼孩子會化想法為行動，「他會不會真的想不開」、「衝動一來就自殺了怎麼辦」。自殺意圖如同不定時炸彈，讓父母心神不寧。在恐懼的推動下，父母可能會要求孩子發誓保證不付諸行動。孩子可能會保證，也許他是真心的，也許是在應付了事。即使是真心的，也不能確保真的不會輕生。為什麼？因為即使當下他下決心不輕生，但未來面對內外在的困境，仍可能會動搖，被拉回「活不下去」的心境中。

•憤怒。父母一下子接受不了表面上正常的孩子會厭世、輕生，他們對自殺的不解和恐懼會藉由憤怒表現出來，有時他們甚至把孩子的輕生視為對自己的否定，而倍感委屈。「我們這個家哪裡對不起他了，竟然如此想不開」、「他必須好好反省，認識到自己的荒謬」、「我們努力給他一切，他卻把一切扔進水裡，他不死我都得被氣死了」——這些心情並不罕見。

一、父母不應做什麼

這時，父母一方面要察覺、接納、處理自己的情緒，另一方面在行動上要注意，哪些事情盡量不要做：

•對孩子洩憤。當父母說：「你怎麼不想想我們，你死了我們怎麼辦？你這樣太自私了。好好的日子被你搞成這樣。」孩子會想：「是的，都是我的錯。我不該活著。」當父母說：「你腦子裡都在想什麼！你有病啊！你瘋啦！你沒救了。」孩子會想：「是的，我有病，我沒救了。」有些話，即使很想一吐為快，也要盡量克制。如果順著心情脫口而出，對孩子而言是雪上加霜，他將感到不被理解、被責難，也許會強化輕生的念頭。

• 說教。當父母說：「你的生活沒那麼糟。你有很多別人沒有的東西，有很多值得活下來的理由。」孩子會想「你怎麼知道？我不覺得啊」。當父母說「多想想你應該感恩的事情」。孩子可能會想「我不想去想，因為這會讓我更加內疚，而這種內疚讓我更加活不下去」。

• 簡化原因。避免將孩子的自殺意圖貼上簡化的標籤，例如「他一直是一個非常陽光的男孩子，性格好、成績好、人緣好，各方面都非常優秀。就是因為失戀了，才會想不開」。失戀可能是最重要的原因，但也可能不是。作為父母要記得提醒自己「我未必了解孩子，我不應該認定他是怎麼想的，事情可能比我想像的複雜」。

• 不重視。不要看作孩子在胡說、嚇唬人、尋求關注。也不要寄希望於事情自己好起來。因為如果想死的原因沒變，父母有什麼理由認為想死的心會變？只要想死的原因繼續存在，想死的心就可能繼續存在。

• 把受害人變成自己。如果父母說「你為什麼做出這種事來？你怎麼能這麼對我？你知不知道這傷我多深？你知不知道這有多丟臉」，孩子會想「說到底你關心的是你自己、你的面子」。雖然父母受到了打擊，但輕生這件事，重要的是孩子，而不是強調要孩子來理解父母。雖然父母被孩子的自殺意圖所傷害，但受到傷害並且意圖自殺的是孩子。

• 過度愧疚。有些孩子有自殺意圖，父母要承擔全部責任；但很多家庭並非如此。父母一方面要接納愧疚的真實感受，另一方面反思是否過度責備自己。

• 家庭內訌。家人之間互相埋怨，「都是因為你，老是打擊他，他才會有這種想法」、「要不是你那樣對他，他不會覺得活著沒意義」。互相指責只會使家庭矛盾加劇，把精力從認識和解決問題，分散到不可能達成共識的爭吵上，並不能促成真正的反思，也無法改善問題。

二、父母應該做什麼

父母有哪些事情可以做？這裡分為以下兩個具體情況。一個情況是，孩子打算付諸行動。這時父母必須干預。

當父母發現孩子在為自殺做準備時，雖然難度極大，但要盡量不帶負面情緒的問：「我現在陪你去醫院好嗎？」或如果孩子在看諮商心理師，父母可以問：

「我來幫你打電話給你的諮商心理師好嗎？」如果孩子呼吸急促，父母可以蹲下或坐到和他的身體高度相當的位置，用雙手捧住他的頭，看著他的眼睛，用堅定有力的目光和語氣，提醒、示範、帶領他深呼吸，直到他平靜下來。最好能自己留下來，或找一個信任的人留下來陪孩子，暫時不要讓他獨處。在此期間，父母需要忍住各種翻江倒海的負面情緒，盡量表達關心、溫暖和支持。作為父母，要讓孩子相信他是真的可以向我們求助。

孩子可能會要求父母承諾不把他有自殺意圖這件事告訴任何人。這時，父母可能需要對孩子說：「我知道你不希望任何人知道……如果是我，也會希望把它隱藏起來。但我想了想，我沒有辦法簡單的答應你，說我一定不會告訴任何人。但我答應你，我們即使告訴其他人，也是有策略的讓能幫到你的人知道。例如，我希望你能告訴你的諮商心理師，我自己也考慮看諮商心理師。但是他們會遵守保密原則。」

除了溝通之外，父母可以和孩子制定一份危機應對方案。包括把自殺可能用到的工具（例如刀、藥品）收起來，並幫他整理出危機應對卡片，上面寫著：

- 家人、好友、信任的人的電話號碼。
- 諮商心理師、醫生的電話號碼。
- 離家或學校最近的醫院地址。
- 當地或全國的危機求助熱線。
- 診斷名稱和藥物清單。
- 藥物史。
- 過去企圖自殺的歷史。
- 過去想輕生時，是因為什麼人、什麼事物而打消了念頭。

和孩子確認這份危機應對方案，確保孩子願意向列出的人員和地點求助。這份卡片要多準備幾份，放在不同的地方，例如手機、大門附近、臥室、錢包裡。

另一個情況是，孩子表達自殺意圖（例如孩子告訴父母「活著沒意思，不如死了好」），但沒有打算付諸行動。對於這個情況，父母須做好以下努力：

- 調整情緒。如果父母能盡快以溫和開放的心態察覺、接納、照顧自己的情緒，就能早日進入可以幫助孩子的狀態。否則，父母的情緒會干擾對孩子的理解和支持。

・傳遞溫暖。父母可以告訴孩子，「我不知道怎麼幫你，但是我在乎你，我想幫你感覺好受一點」、「我在這裡，你隨時需要隨時找我，我會陪著你，我們一起度過」、「你對我很重要」、「告訴我，我現在可以為你做什麼」。

・反思。形成自殺想法，並非一朝一夕。發現孩子有自殺想法，可能只是本來存在的問題其冰山一角浮現出來了。例如有的家庭存在家暴、酗酒、兒童虐待等情形。即使對於沒有嚴重社會問題的家庭，自殺意圖也警醒父母去反思，家庭是否「生病了」？父母是否一方面疼愛孩子，另一方面不自知的帶給孩子傷害？父母是否因為家人之間「不該客套」，或因為不習慣鼓勵、肯定和安慰，而經常把氣氛搞得過於沉重？父母是否在教育孩子上有挫敗感，於是逃避和他相處，以至於關係越來越疏遠、隔閡越來越深？父母是否在孩子身上看到自己不願面對的過去，以至於忍不住嫌棄且遷怒於孩子？父母的語言是否存在「暴力」？情緒是否容易失控？

・真誠的道歉。父母固然要察覺和照顧好自己的心情和需求，但也要小心它們占據了全部的內心，而不小心忽略孩子的情感需求。如果孩子想輕生的原因和父母有關，即使父母不認同，也許可以試著把自己的情緒先放在一邊，為自己對孩子造成傷害說「對不起」。父母可以告訴孩子：「你所說的的確讓我很傷心，但是我不應該因為我會傷心就不讓你說。你完全可以直接表達你不喜歡和不認同父母的地方，我希望第一時間了解你的想法。我不會因為我會傷心而不讓你說。恰恰相反，越是這個時候，越是你不喜歡、不認同爸爸媽媽，要抗議的時候，越是你受傷生氣的時候，我越該在你身邊，陪你好起來。我會問你：告訴媽媽（爸爸），我哪裡傷了你。我可以彌補嗎？還是你覺得已經彌補不了了？有時媽媽、爸爸或任何人，不可避免的讓你感到受傷，就像你也有讓媽媽、爸爸感到受傷的時候一樣。然而有些事情是不會因為這些改變的，例如我們愛你，我們非常想知道你的感受，我們會盡力明白你，然後一起看我們怎麼樣做更好。」

• 了解孩子產生自殺念頭的原因。有的孩子，並不一定是想死，但覺得活著太難、太累，希望能結束當前的痛苦。怎麼能結束當前的痛苦？已經試了很多，總不見好轉，似乎死亡是唯一能結束當前痛苦的途徑。在對結束痛苦的渴望下，有的孩子會寄希望於死亡。

有的孩子並不一定是想死，但看不到活著的意義、存在的價值，同時還要承受活著的辛苦，兩相權衡，覺得並不值得。這背後往往是孩子長期無法做自己。孩子覺得自己必須做一個乖巧的孩子才能討人喜愛，一旦表達真實的自己，就會令人失望和破壞他人對自己的喜歡，必須壓抑自己的願望、滿足父母的期待，在父母的管束下放棄自己的嘗試，久而久之，把自己變成了一個陌生人。平日裡感到不被理解，遇到困難更不敢讓父母知道自己的想法。在最需要包容、陪伴、支援的時候，父母的態度可能無意中把孩子推向孤立無援、走投無路的心境。

有的孩子，並不一定是想死，但想反抗和懲罰。這裡舉一個例子。一位在美國留學的中國女大學生，在馬路上要撞車，被路人攔住、報警、送進急診室。她在精神科住院了幾天後出院，被轉介到我這裡。當我問她為什麼想自殺時，她說「失戀了」。乍聽之下是因為失戀而憂鬱，沒有及時治療，惡化為重度憂鬱症，才發生輕生之舉。然而這並不是真相。我問她在這次失戀之前，是否發生過持續一段時間的憂鬱。她說：「有。」「最早是什麼時候？」「國中。」她從國中開始患有憂鬱症，而且有自殺念頭和自傷行為。進一步了解發現，她的憂鬱症一方面有遺傳因素，另一方面和從小父母打罵有關。她回憶，父母經常情緒失控，遷怒於她，她不知道為什麼就挨罵：「如果我早上先刷牙，媽媽會罵為什麼不先洗臉；如果我早上先洗臉，媽媽會罵為什麼不先刷牙，反正我怎麼做都錯。」

長期以來，她深信自己一無是處，活著是別人的負擔。在高中，當父母發現她有輕生念頭時，父母認為是壓力太大導致，於是對她說：「誰沒有壓力啊？每個人的壓力都很大。你想死，太不負責任了！」也許她的父母不知道怎麼應對，只想盡快把她的輕生念頭扼殺掉。然而父母的反應卻讓她更堅定了自己應該死，「我後悔沒死成，還要聽這些話。」隨著談話更深入，她告訴我真實的自殺意圖。這個例子說明了有的孩子想以自殺的方式，讓父母後悔莫及。

還有的孩子，是希望父母能解脫。當父母精疲力竭的邊付出邊抱怨，甚至羞辱孩子時，孩子看到父母如此辛苦與不甘願，覺得自己是父母的羞恥。那麼，他在捨棄自己的生命時，想著這樣父母就不必再為他花錢、再為他操心……何嘗不是想替父母了結一場恩怨？然而，在不成熟的心智中，有的孩子相信：自己活著就是個錯誤，死了對父母會比較好。父母說他傻也好、錯也罷，但應該理解、感受一下孩子的願望：他希望父母能過得好一點，他知道自己只會讓父母生氣，也很難過自己沒辦法成為父母喜歡的樣子。孩子結束自己的生命，有時是因為他認為父母後悔生他、討厭他。「既然雙方努力了還是無法改變，也都無可奈何，那麼如果我離開，是不是可以讓父母好起來？」

・接納孩子。不論自殺意圖是什麼，當發現孩子有自殺意圖時，父母也許會說：「你怎麼這麼狠心？你死了讓我們當爸媽的怎麼辦？」我能理解父母會有這種想法，但從孩子的角度，這會強化孩子對自己的認知——我活著是孽，死了是罪，怎麼都不對。其實，父母有沒有想過，正是這個「你眼裡的我除了不好還是不好」，讓多少人生無可戀！不論是「我的死讓你好過一點」，還是「我的死讓你終於知道自己錯了」，孩子都希望父母能不再怪他、嫌他、厭惡他。

父母希望孩子能停止「胡思亂想」，好好面向未來，重點並不是孩子會不會輕生，而是孩子活得好不好。因此，父母得理解孩子的感受，因為那是孩子的現實；理解孩子對父母的指責，因為指責正代表孩子還抱有父母會改變的希望；理解孩子的需求，因為如果需求被「看到」和重視，能帶給人溫暖，能激發活下去的勇氣。唯有當父母理解自殺意圖的背後在表達什麼，父母才能有的放矢的給予幫助。

不論孩子有沒有憂鬱症，父母得真正明白和接受一件事，那就是自己不一定了解孩子，哪怕朝夕相處。而對於有憂鬱症的孩子，更是如此。因為有憂鬱症的孩子，尤其是想自殺的孩子，往往把內心隱藏得很深。他可能會告訴關係最好的朋友或相隔十萬八千里的網友，而家人則被蒙在鼓裡。看起來一切正常，沒聽他主動提什麼，問起來也都是「還好，就那樣」，天天在一起卻並不了解他真實的內心世界。發現孩子有自殺意圖，如一記警鐘，提醒父母，孩子在長大、變化。如果父母對孩子的觀察和理解沒有跟上步伐，父母頭腦中的孩子就只是停留在過去，而偏離了他現在真實的樣子。所以父母必須睜大眼睛，用心體會，重新認識孩子，也重新認識自己。

•感恩。「我的孩子有自殺意圖」這個發現，令父母警覺。儘管彼此都不完美，但能在彼此的生命中，本身是多麼值得珍惜的事。出於感恩，父母可以更加用心的安排平日的生活、豐富節假日的活動。

•積極改變。在孩子沒有走上「透過死來讓父母好過一點或反思己過」的道路時，父母可以做的是別把孩子看得「到處是問題」。有時能發覺「我看孩子到處是問題」；有時能體會「如果有人看我都是問題，我是會愛他還是恨他」；有時能想起「生命中有過誰，也曾看我都是問題」。有時，能突然倒吸一口涼氣：

我是誰？什麼讓我有資格看一個人到處是問題？有時，能把壓在身上的那麼多的氣憤、孤獨、無助、煩惱，化作柔軟的、溼潤的、亦暖亦涼的眼淚。讓自己在眼淚裡柔軟下來、溫潤一些，去體會自己與親人的冷暖。借著體會到的彼此的不易，自然不再把彼此傷害的洞扯得更大。生活已經夠勞心勞力了，如果父母眼裡只有問題，並且借此大肆發火，豈能不迅速耗竭？

做家長的得想盡一切辦法，讓自己在辛勞中還樂意過眼前的生活。生活中，並不是處處都「有問題」，父母要學著看到「沒問題」的地方，即使「有問題」裡面也存在「沒問題」。少一點「解決問題」的野心，先追求「不擴大問題」，否則問題也許真的會以悲劇告終。「我的孩子有自殺意圖」這個發現，雖然痛，但有助於讓自己反思和改變。父母可以提高對自己的心態、情緒、行為、衝動的察覺，並且盡快處理和轉化。這可能需要借助諮商心理師的專業幫助。

總體而言，當父母發現孩子有自殺意圖時，一方面要察覺、接納、處理自己的情緒，另一方面要給孩子充分的溫暖、理解和幫助。這如同用兩隻腳走路，缺少哪個都不利於局面的穩定與改善。

當父母發現孩子有極端的想法或行為時，難免會驚恐、不解，複雜的情緒往往以生氣的模樣表現出來。站在父母的立場，孩子有極端的想法或行為，固然令人憤然，但請同時理解：不論父母認不認同他們的痛苦，他們內心都有痛苦。他們內心有痛苦，才透過行為轉移注意力，求得片刻喘息。他們內心的痛苦，蓋過了對生命的眷戀，才顧不上活著，只渴望解脫。

父母的不解與憤怒固然可以理解，但父母應該用不解與憤怒幫助理解孩子，而不是疏遠或逼迫孩子。如何用不解與憤怒來幫助理解孩子？父母的不解與憤怒有多強烈，也許他們的痛苦就有多強烈；不解與憤怒有多頻繁，也許他們的痛苦就有多頻繁；不解與憤怒有多令人無助，也許他們在痛苦中有多無助；不解與憤怒有多令人窒息，也許他們的痛苦就有多令人窒息；父母在不解與憤怒中有多需要幫助，也許他們在痛苦中就有多需要幫助。

孩子是憂鬱，還是不開心？

1. 想像如果和孩子討論死亡或自殺的話題，父母要用什麼樣的表情、語氣、肢體語言表達？你會想問什麼、怎麼問？想說什麼、怎麼說？

2. 如果你有過不想活的念頭，當時內心有什麼想法？現在的自己想對當時的自己說什麼？如果不曾有過不想活的念頭，請閱讀一本關於憂鬱和自殺的自傳小說，想像如果自己是主角的親人，想對他說什麼？

第二部

拯救在憂鬱危機邊緣的孩子

在第二部中，會分別從人際關係、身體、認知、行為、自我態度這五大面向，來談如何預防憂鬱症的始發與復發，引導出孩子健康陽光的一面。第三章提到，關於父母如何增強關愛和減少過度保護，以及如何幫孩子提高自我引導性和減少對傷害的迴避性，也會在第二部中更進一步說明。

⑥ 從「我是為你好」，走向「我和你關係好」

我認為我爸媽是愛我的，但我覺得他們不喜歡我。我們之間除了學習以外，沒什麼話好聊。同學得熬夜才能把作業寫完，我能比同學更早寫完而且分數還很高，但我媽的反應是「你為什麼不再多學一點」。我做得多好都不夠。

——來訪者

美國哈佛大學始於一九三八年的「哈佛成人發展研究」（Harvard Study of Adult Development）提醒我們，達成幸福、健康、長壽的最重要預測因素並非財富或名望，而是人際關係。與家人、配偶、朋友之間的良好親密關係，可以保護大腦、促進健康、帶來快樂。

良好的人際關係也是預防憂鬱症的重要因素，對於已經得憂鬱症的人，人際關係改善可以減輕憂鬱症，而憂鬱症好轉也能改善人際關係。相反的，不良的人際關係是誘發和加重憂鬱症的風險因素，而憂鬱症也會進一步使人際關係惡化。

因此，治療憂鬱症的有效方法之一，是由美國精神病學家傑拉德・柯勒曼（Gerald Klerman）和默娜・威斯曼（Myrna Weissman）開發的人際心理治療（interpersonal psychotherapy），旨在幫助患者學習溝通技巧、改善與憂鬱發作直接相關的人際關係困難、建立社會支援網絡。

兒童和青少年的人際關係困難，主要包括四個方面：失去親人、在重要關係中發生衝突、生活環境或社交圈變化後難以適應、社會性孤立。與父母的關係是其中最重要的部分，也是影響憂鬱發作和好轉的關鍵。本書將著重在探究父母和孩子之間，如何建立良好的關係，以預防憂鬱症。

不把孩子當熟人，關係會變好

父母的所思所想雖然都圍繞著「如何為孩子好」，但不一定能如願以償。有些父母感嘆，孩子似乎領會不到「我都是為你好」。

當你還是學生時，是否有過這種經歷：你很喜歡某位老師，他也很喜歡你，你每次上他的課就很有動力，經常舉手發言，遇到考試也會積極準備；或你覺得某位老師不喜歡你，有時候會針對、挑剔你，你不喜歡上他的課，也不在乎考得好不好，逐漸的因為討厭這個老師而討厭他教的科目。

簡言之，當我們喜歡某位老師、和他關係好時，我們更願意也更容易學好某個科目；當我們不喜歡某位老師、和他關係不好時，我們更容易抵觸也更難以學好某個科目。

同樣的，父母往往重視教育的內容，但不重視傳達的「媒介」，而親子關係就是教育的媒介。想傳遞的內容再好，若缺少良好的關係，孩子就無法吸收。第四章提到「安全網」的概念，安全網是由人組成，其中最重要的人就是父母。只有當父母和孩子的關係夠好，才能被孩子納入信賴範圍中，讓安全網發揮作用。

有的父母可能會質疑：「我各方面都管孩子，他肯定不樂意，可是我又不可能不管。」**如果從「我是為你好」的角度對待孩子，做起來很累、效果又不好。因此，你不妨先從「我和你關係好」入手。**

例如孩子說他最近覺得腰酸背痛，父母若從「我是為你好、幫你解決問題」出發，可能會指出父母所認為的問題，像是「這是窩在沙發上看手機，幾個小時一動也不動的後果」、「你要注意了，不能再這樣下去了」，並要求他改變：「你要注意坐姿，坐一個小時就起來動一動，過幾天還不舒服的話，我帶你去醫院。」

然而，孩子聽到「這是窩在沙發上看手機的後果」，會感到被指責，心想「早知道不和你說了」；聽到「我帶你去醫院」，會感到有壓力，嘀咕「我隨口抱怨一下，結果給自己找麻煩」。父母過兩天後再問，孩子可能會不耐煩的說：「你不用管！」

再例如孩子喜歡動漫，父母從「我是為你好、幫你把關」出發，覺得動漫會影響學習，一下子就否定孩子的興趣。當自己感興趣的事物被否定，孩子可能會感到自己也被否定了，於是開始否定父母、否定和父母的關係，認為「他們無法理解我」。一方面，父母會希望孩子和自己有話說，但另一方面，一個本來可以讓孩子滔滔不絕、眉飛色舞的話題卻被浪費了，豈不可惜？

在這兩個例子當中，「我是為你好」的心態讓父母成了話題終結者，不僅讓孩子覺得「聊不下去，沒什麼可說的」，而且還讓雙方都對彼此感到失望。之所以效果不好，是因為在推行「我為你好」的時候，忽略了「我和你關係好」。只有我和你關係好，「我的好」才能被你吸收。關係是載體。所以，「我為你好」是不夠的，需要先實現和保護「我和你關係好」。

回到第一個腰酸背痛的例子，如果父母從「我和你關係好」出發，父母可能會說：「那肯定不舒服，有什麼我可以為你做的嗎？」孩子因感受到溫暖和被支持，也許會主動說：「可能是我坐著的時間太長了。」這時，父母可以表示贊同。孩子感到被肯定，也許接下來自己會想調整。當然了，想到不等於做到，可能會忘記，或者習慣難以克服，但至少是他在自我反思和為自己負責的方向上前進了一步。畢竟最終照顧和管理孩子的人是他們自己。

如果孩子沒有主動提出他的想法，父母可以問：「你大概知道是什麼原因造成的嗎？」如果孩子說不知道，父母可以不施加壓力的分享一句：「我有時一個姿勢坐久了也會腰酸背痛，但伸展之後好了一些。」此時父母沒有輕易下結論「一定是長期的不良坐姿造成的」，也沒有強迫孩子改變。

再回到第二個例子，孩子喜歡動漫，父母從「我和你關係好」出發，會產生興趣：「這是什麼有趣的東西？」並虛心討教：「為什麼故事走向是這樣？」當父母對孩子喜歡的事物感興趣時，孩子也會感受到。也許他還是會花很多時間在他的興趣上，但當父母在尊重和認同他的愛好的前提下，提醒他少花點時間時，相比於在貶低和否定的情況下，孩子更有可能聽得進父母的提醒。

想和孩子「關係好」，家長要以「**這個人和我並不是很熟，但我很想跟他搞好關係**」的心態來跟孩子互動。很多父母和孩子認為彼此已經很熟，不須在意說話的技巧和對方的感受，然而有時父母和孩子並不熟悉。孩子的成長過程中，會接觸到除了父母以外的人，父母不能控制孩子受到的影響。孩子的很多想法、喜好，可能因此改變了，但父母沒有發現。

當父母接受「我和孩子並不熟悉」，並產生「我想和他建立好關係」的想法後，會思考：在和孩子的互動中要注意什麼？什麼話應該換個方式說？什麼話最好先不說？什麼問題不適合問？

此時，父母會有意識的跟孩子分享自己的愛好，也探討孩子的興趣。在聊天過程中，父母也會注意對方的感受，一個話題結束後接續下一個話題。

事實上，孩子在小時候會時常黏著父母，索取擁抱和親吻，說「爸爸、媽媽，我愛你」。難道孩子長越大，就越不在意父母了嗎？父母捫心自問，也知道孩子希望家長喜歡他、認同他、為他感到驕傲。這，是一個非常寶貴的情感基礎。父母要好好把握，讓自己和孩子的關係足夠好。

什麼是足夠好？一個衡量方法是，保證**積極正面的互動多過消極負面的互動**。心理學家約翰·高特曼（John Gottman）和茱莉·高特曼（Julie Gottman）數十年對婚姻的研究顯示，有些夫妻三天一小吵、五天一大吵，有些夫妻幾乎從來沒吵過架，許多夫妻介於這兩個極端之間。

重要的是，預測婚姻滿意度的指標並非衝突的次數，而是正面與負面互動之間的比例。關於夫妻之間正面與負面互動的比例，如果等於五比一（或正面互動大於五），那關係處於穩定、和諧的狀態；如果正面互動小於五，關係會受到破壞；如果正面互動小於一，則瀕臨破裂。家人之前多多少少會存在矛盾，若想維護婚姻關係，最關鍵的是有正面互動來抗衡負面互動的影響。每一次負面互動，需要有至少五次正面互動來「抵消」。

夫妻之間正面與負面互動的比例，除了可用來預測婚姻的品質和壽命，是否也對孩子的成長有影響？帶著這樣的問題，心理學家發現，夫妻之間負面互動多過正面互動的家庭裡，孩子有更多的行為問題；父母之間的正面互動占比越高，孩子展現出的親社會性行為越多。最重要的是，父母之間正面互動與負面互動比例至少為二比一時，才能抗衡負面互動帶給孩子的傷害。

還有一個比例值得關注。心理學家馬歇爾．羅沙達（Marcial Losada）和芭芭拉．弗雷德里克森（Barbara Fredrickson）研究發現，根據積極情緒與消極情緒的比例，可以區分「興盛」（flouring）的人和「衰敗」（languishing）的人。假設消極情緒等於一，則「興盛」之人的積極情緒高於三，而「衰敗」之人則低於三。

三比一的比例也可運用在職場中。如果員工的互動中，關於正面互動（如讚揚、感謝、鼓勵）與負面互動（如批評、指責）的比例，負面互動等於一時，當正面互動低於三，公司的營運情況可能不理想；正面互動在三與六之間，員工的工作績效可能較高，讓公司邁向成長（但是，當正面互動高於六，尤其高於十一，則表示過度褒獎、盲目樂觀，可能導致團隊瓦解）。所以，三比一被稱為「關鍵正向比例」（critical positivity ratio）。

我想說的是，如果父母和孩子保持足夠好的關係，那麼積極正向的情緒與互動，大致上會多過消極負面的情緒與互動。另一方面，**消極負面的情緒與互動也難以避免**，所以我們要努力製造能產生積極正向情緒和互動的機會，如同銀行帳戶，並不會因為領錢就破產，但一定會因為只領錢卻不存錢而破產。我們需要把握的重點是，讓積極正向的情緒與互動大致上多過消極負面的情緒與互動！

讚美時著重努力和過程

在父母和孩子的相處中，容易出現一種惡性循環：父母明明傾心竭力的愛孩子，可是當孩子對愛的感受不明顯時，他們就容易抵觸父母，導致關係惡化；而當父母覺得得不到回應，說什麼孩子都不聽時，父母又會特別沮喪、容易暴躁，忍不住帶著情緒來管教孩子，這樣一來，孩子就更加感受不到父母的愛，使關係再受到破壞。

那麼父母該怎麼做，孩子才能感受到父母的愛？《愛之語》（*The Five Love Languages*）是美國作家蓋瑞·巧門（Gary Chapman）以婚戀關係為主題寫的一本書，所提出的理念也可應用於談論親子關係。

在書中，巧門把人們表達愛意的方式劃分成五種，分別是「肯定的言辭」、「精心時刻」、「接受禮物」、「服務的行動」、「身體的接觸」。

其中，「肯定的言辭」包括誇讚、鼓勵、感謝、欣賞、安慰等。

「精心時刻」是指共度高品質的時光。在一段時間裡，雙方放下手機，不要一邊做別的事一邊交流；把全部的注意力都給孩子，保持目光接觸；注意孩子描述一件事時表達的情緒，在情緒上產生共鳴；觀察孩子的肢體語言，以及肢體語言表露的情緒；孩子結束一個話題之前，不要打斷他。

「接受禮物」指在生日或節日時準備禮物，或平日裡的小驚喜。

「服務的行動」指父母的大多數行動都圍繞著孩子服務，像生活起居、飲食冷暖、課外發展。

「身體的接觸」在親子關係中，是擁抱、牽手、拍頭、撫摸後背、擊掌、打鬧等。

每個人表達愛的語言不一樣，我在意的未必是你在意的。當我們向一個人表達愛時，要使用他喜歡的語言。因此，觀察自己傾向於使用什麼愛的語言、了解孩子希望得到什麼愛的語言，並判斷兩者是否匹配，就變得非常必要。

例如，父母往往用「服務的行動」表達愛，但有的孩子不僅不領情還嫌煩，顯然他看重的愛的語言不是服務，可能是希望得到肯定、讚揚、鼓勵之類的「肯定的言辭」，而這恰恰是許多父母不習慣或不擅長的，這樣就造成了「我明明愛孩子，但孩子怎麼感受不到我的愛」的困難局面。

我想單獨深入談一談「肯定的言辭」中的讚美。每個人都有被尊重、被認可、被讚美的渴求，事實上，美國心理學之父威廉．詹姆斯說過，人性中最深層的原則是渴望被欣賞。而我們怎麼知道自己被人欣賞？最直接的方式，就是聽到別人對我們的讚美和肯定。

如何給予讚美？首先**讚美的內容要詳細、具體**。因為只有留心觀察過對方，才有辦法說出具體的優點，所以越具體，表明越關注；越詳細，表明越用心。例如，一句「你講得太好了」聽起來非常籠統，你讚美的人往往認為你只是說客氣話或敷衍。但如果你說：「你講的好幾個要點都很新穎，例如……我之前在類似場合都沒聽過。」對方更容易認為你是真摯的給予讚美。

其次，讚美時最好**著重努力和過程，且實事求是**。例如，對於一幅畫得沒有很好的畫，你說「你畫得太棒了」，會顯得虛偽，但說「和之前相比進步了」，則讓人感到可信。

最後，想真誠的讚美孩子，離不開接納孩子的特點。哪怕你不覺得孩子的某個特點有多好，但你聽過有人覺得它好，或社會上有人欣賞，那麼就值得作為一個優點，在合適的時候給予肯定。

例如，我遇過一位媽媽是急性子，偏偏她的孩子喜歡慢慢來，這位媽媽在平日裡，時常因孩子動作慢而著急。我們討論了急性子和慢慢來各自的優缺點後，媽媽發現慢慢來也有好處。

後來，在孩子耐著性子做事時，媽媽開始肯定他，說「我看你做事不急不躁，很有耐心」、「你的心態好像很穩」。孩子剛開始聽到時有些吃驚，雖然不願表現出來，但心裡很開心。從長遠來看，媽媽的轉變幫助孩子認識自己的特點，使他能更積極的看待自己。

不吝讚美或表達其他愛的語言，其實絕大多數父母都能做到，因為他們在與其他人互動時，也會使用這些方法來與人拉近距離和建立關係。只是有時和孩子相處時，父母忘了這些方法，只想到要管教、改變孩子，忘了和孩子建立良好的關係。

把目光從孩子移到自己身上

因為愛孩子，父母每天關注的問題也都圍繞在孩子身邊。例如「孩子懶散、消極，該怎麼辦」、「孩子情緒不穩定，容易發脾氣，該如何引導」、「如何讓孩子接受家長和老師的建議」、「和孩子溝通時，他會在內心築起壁壘，該怎麼讓他快速的卸下」、「孩子不和我溝通」、「孩子叛逆，但我控制欲強，該如何交流」。

父母面對這些問題時，得**暫時把目光從孩子身上挪開，移到自己身上**，並提出三個問題。

第一個問題是：**我有類似的經歷嗎？**具體而言，我有沒有經歷過和孩子類似的狀態？如果有，當時身邊的人如何對待我？他們對待我的方式是讓我感到溫暖還是受傷？我是否希望他們能換一種方式？

- 遇到前面提出「孩子懶散、消極，該怎麼辦」的問題，父母不妨回想：我是否有過懶散、消極的狀態？我是怎麼走出來的？如果當時有人想幫我走出來，我希望他做哪些事來幫助我？或我是否更願意靠自己，找到屬於自己的答案？

‧遇到「孩子情緒不穩定，容易發脾氣，該如何引導」的問題，父母不妨回想：當我正心煩時，若有人想引導我遠離憤怒的情緒，這時我會有什麼反應？是特別開心，還是感到惱火？他人做什麼可以引導我走出壞情緒？是讓我一個人待著，還是跟我說說話、講有趣的事來分散注意力？如果有人問我「你為什麼心情不好」，並和我分析「你該如何看待問題、你有什麼做得不對」，但我恰恰不喜歡這樣，那我的感受會如何？

‧遇到「如何讓孩子接受家長和老師的建議」的問題，父母不妨回想：我喜歡什麼說話方式，不喜歡什麼說話方式？我願意聽別人說教嗎？如果我也討厭說教，那更何況孩子？別人怎樣做時能讓我接受他們的意見？不論別人說什麼，我是不是都不願意馬上接受？

第二個問題是：**溝通不暢，哪些是我的原因？**

‧遇到「和孩子溝通時，他會在內心築起壁壘，該怎麼讓他快速的卸下」的問題時，落腳點在「如何讓孩子對父母放下戒備」。其實人有心理防禦很正常，說明孩子具有一定的自我保護機制。

父母要先換位思考，搞清楚孩子究竟「為什麼要防禦父母」。父母可能會對背後的原因感到冤枉，覺得孩子錯怪自己。我會建議父母對自己說：「假設真的有這個『不好』，只是自己沒有意識到，那麼接下來這一週，就好好的留意一下這個『不好』。」

例如本書開頭提到的媽媽，孩子怕她，媽媽覺得冤枉，但帶著「也許我下意識的給孩子心理壓力」的假設，觀察了一週後她發現，和孩子溝通時，她容易變得激動，犀利的言語一下子蓋過孩子的聲音。看到這一點後，這位媽媽有很深的感觸，並願意調整自己。

- 遇到「孩子不和我溝通」的問題，我建議父母先反問自己：有沒有把「溝通變少或不夠多」，和「不溝通」畫上等號？並進一步問自己：以我對孩子的了解，不和我交流背後有什麼原因？可能和我的哪些言行舉止有關？我願不願意調整一段時間看看效果？為了讓孩子多和我交流，我做過什麼，我願意嘗試什麼新的方法？在對孩子說之前先對自己說，幫助父母將心比心、換位思考，以後對孩子說時更能達到溝通的效果。

此外，需要正確認識「不溝通」。「孩子不和我溝通」有兩種情況。第一種情況，是孩子在青春期經歷正常的分離獨立過程，這個現象不須過分擔憂。如果父母經常認為孩子有毛病，會讓親子關係變得沉重，也會讓孩子想躲著我們，因為沒有人願意成天被當作病人。孩子進入青春期後，進房間後就關門，跟父母接觸相對減少，但在吃飯時、看電視時、接送上學途中，還會和家人說話聊天，說明這個孩子並不處於和父母「不溝通」的狀態。孩子關門時，父母可以給予空間讓他獨處。而在吃飯、看電視、接送上學時，可以抓住機會，跟孩子互動交流。

然而，有的家庭是第二種情況：孩子處於封閉的狀態，沒有任何和家長互動的行為。那麼家長須長時間、有耐心的嘗試和孩子交流，並先了解孩子為什麼把自己封閉起來。

孩子把自己關起來，有兩種原因。第一，是他覺得自己想做的不是你想看到的。例如打電動，所以他要關起門玩。如果你的確不想看到他打電動，那他關門的決定也是可以理解的。除非父母改變教育方法，否則孩子多半會繼續關著門。

第二，他對自己的整體感覺不好。這不只針對家長，而是在學校、在外面跟大家接觸時，習慣保持比較自卑的狀態。如果是這種情況，該怎麼辦？試想，如果父母看孩子的目光就是哀其不幸、怒其不爭，孩子一定會對自己很失望。有一種說不出來的悲傷、被這個世界否定了的悲傷。所以，這時候他是難以向任何人打開的，因為他會覺得沒有什麼好打開的。他會覺得，你要看我裡面什麼？我裡面什麼都沒有，裡面就是黑乎乎的，都是垃圾。這時候，父母可以做的是給予孩子積極關注：不只看到孩子的學習，更看到多樣的方面；不只看到負面的，更看到正面的。

例如父母可以注意他的穿搭風格，是不是有個性和時尚感；注意他的興趣，例如，是不是喜歡玩樂高，動手能力強；注意他的反應力，是不是很敏捷；注意他是不是很愛收拾房間……不管是什麼方面，注意它，然後給孩子積極正面的回饋，他就會感受到被積極關注。

• 遇到「孩子叛逆，但我控制欲強，該如何交流」的問題，也建議區分兩種反對。第一種是思辨性的反對，指孩子經過思考後，有些事會反對、有些事會認同。這時反對是值得鼓勵的，因為全盤接受，對孩子沒有好處。

第二種是「一刀切」的反對，指只要是父母提出的，孩子就拒絕。背後是反抗情緒：因為是父母說的，所以反感。是不是因為他覺得父母總在挑刺？被如此對待的孩子會形成一個想法：我爸媽就是到處挑我毛病，不理會就好。如果父母多數肯定、少數否定，那麼孩子會形成「我爸媽對於事物是區別對待」的印象，所以他對於父母表達的建議，才會區別對待。

因此父母須調整說話的內容以及方式，少說「你總是、從來、肯定不會」，抓住機會接納、鼓勵孩子，讓積極正面的回饋多過消極負面的回饋。

第三個問題是：**對於想對孩子說的話，先設想自己或別人聽到這些話時，可能有什麼反應？**

如果不這麼做，父母與孩子交流很容易不理想。有些父母無奈的告訴我，孩子經常說：「每次都說這些，我都不想和你說話了。」這話誰聽了都不舒服，但我們是否也有想對別人說這句話的時候?別人（自己的父母）明明是好意，但他們說的話就讓人反感：「你不要再熬夜了，要照顧好身體。」當我們聽到這些話時，是覺得「好溫暖，這個人好愛我」，還是覺得「又來了，不要再嘮叨了」，或覺得有壓力？

明明我們認同對方說的內容，可為什麼我們如此反感？有沒有什麼辦法能不抵觸？有，問自己：「如果是別人對我這麼說，我會有什麼反應？」或「如果我對除了孩子以外的人這麼說，那個人會有什麼反應？」透過換位思考可能會發現，自己確實有點「不好」。父母也可以問其他家人的看法，從他們的角度看，自己怎麼對待孩子。如此一來，父母會更有意識的思考「要說什麼」和「怎麼說」，對方法更慎重，對情緒也更有控制，最重要的是，父母會對「說了但效果不好」更有心理準備。

重點放在「和孩子玩什麼」

一位高一學生的家長，在孩子住校後，擔心孩子的日常起居和學習，但因越來越少接觸，不知道能為孩子做什麼，很焦慮。然而可以換個角度看，**先不要想為孩子「做」什麼，而是想可以和孩子「玩」什麼**。

「我為你做什麼」展現的是父母養育孩子的關係，但這不該是父母和孩子之間唯一的關係，父母和孩子也可以存在有趣的、互相學習的互動關係。當關係足夠好，孩子才更願意去吸收父母希望孩子認同的價值觀。如果把關係比喻為銀行存款，每次批評和指責都是在領錢（消耗關係），所以一旦我們有機會，就應該多存錢（培養關係）。

孩子的愛好或許是培養親子關係的機會，父母可以參與，例如一位國中生愛好美食，也喜歡看影片學做菜，同樣喜愛美食的爸爸就一起做飯，他們嘗試了烤蛋糕、煎牛排；一位小學五年級的孩子喜歡看動漫，在接送孩子往返住宿學校的路上，媽媽請她講述動漫裡的情節，於是媽媽成為孩子的說書粉絲。

父母的愛好也可能是機會。雖然生活繁忙，但父母的愛好也應保留，也可邀請孩子一起嘗試。例如，有一位家長喜歡爬山，而兒子喜歡攝影，於是週末帶兒子爬山，沿路拍照，兒子可以分享照片和影片。

另外，可以創造家庭時光。例如週末時全家人一起玩桌遊、看電影，或分工合作完成一件事等。孩子一開始沒興趣的，嘗試之後也許他就覺得有趣。

要讓孩子不排斥與父母共度時光，過程至關重要。例如，陪孩子開車出門的路上，孩子戴耳機聽音樂，有心和孩子拉近距離的爸爸提出：「把音樂放出來一起聽吧！」孩子不好意思但又有點期待的連接了藍牙，音樂在整個車裡響起。然而音樂風格很黑暗，爸爸沒有心理準備，脫口而出：「這什麼玩意兒？」孩子聽到後臉色變得很難看，準備關掉音樂，爸爸卻說：「別關，讓我聽。」這時孩子就會覺得爸爸是來挑毛病。果不其然，過一會兒爸爸說：「我聽說這樣的音樂會讓人想自殺……。」話音未落，孩子大喊：「你煩不煩哪！」

打個比方，如果你想追求一個人，當你知道對方喜歡某個明星，你會不會當著對方的面批評那個明星？答案顯而易見，畢竟沒有人喜歡被批評或被否定。父母畢竟對孩子肩負教育職責，在「教育孩子」和「玩到一起」之間，平衡起來不容易。如果當下正在做的此行此舉，主要目的是和孩子玩到一起、增進關係，那麼，在過程中如果發現了自己反對的地方，父母須很清醒的意識到如果此時來教育孩子，很可能引發負面反應，就偏離了此行的主要目的，與其不歡而散，不如先積累一次開心的共處，要教育孩子的事情另找一個時間再做，互不干擾。

當父母只關注「為孩子做什麼」，孩子習以為常，甚至嫌父母煩；而當父母在「為孩子做什麼」之外加上「和孩子玩什麼」，則能讓孩子感到父母沒有威脅性，反而覺得父母還蠻有意思的，這種情感回饋可以拉近關係。

孩子是憂鬱，還是不開心？

1. 孩子會對你（父母）說的哪些話反感？是因為內容有所偏頗、說的頻率過高，還是因為帶著情緒？如果有人以這種方式對你說話，你會有什麼感受？如果這些問題難以回答，可以向誰請教？

2. 想一想，有哪三件孩子感興趣、可以一起做的活動？一起活動時，多做哪些具體行為，有可能讓雙方都感到開心，並期待有下一次？

⑦ 所有的情緒都能被允許

我洗澡洗到一半哭了起來，越哭越凶。我不喜歡我自己，我不想在隔天起床後，又要面對我這個人。我受夠了不喜歡自己。生活有那麼多美好的東西，可是我不想接觸。我有想做的事，可是我不去做，我好沒用。

——來訪者

在第三章中，談到「雙系統模型」：大腦的社會情緒系統在十三至十五歲就達到頂峰，但認知控制系統到二十五歲才發展成熟。因此從十五至二十五歲的十年裡，既容易情緒敏感，又因為認知調節不足，而容易出現情緒起伏大、思想片面極端、行為冒險衝動。

一方面，父母要認識和接受這兩個系統發展不同步的事實，並提醒孩子和自己，認知控制系統沒跟上不是孩子的錯。但另一方面要在生活事件中鍛鍊認知控制系統，不能指望到了二十五歲就自動成熟，大於二十五歲但認知控制系統欠缺的大有人在。如同鍛鍊肌肉，需要耐心和毅力。本章就圍繞**鍛鍊「情緒肌肉」**，討論如何引導孩子維持穩定而正面的情緒。

當孩子的情緒容器

在我的孩子五歲時，有一段時間照料他的任務落在我身上。這個年紀的孩子活在自己的世界裡，時不時提出要求「我要」、「媽媽你看」、「你來和我做」。於是頻繁出現這樣的情況：我做到了我答應的事、滿足了他的心願，但他不遵守他的承諾、做他應該做的事。很快的，我感到不耐煩，總忍不住提高音量說話，他感受到了我的憤怒，於是哭喊、抗拒。出現幾次這樣的情況後，我意識到要好好反思，不能再重複下去。有家人在時，如果我煩躁了，可以由丈夫暫時接班。然而當需要一個人帶孩子，就暴露了前面提到的問題。看著自己的表現，既驚訝不解又無可奈何。說的時候也許解氣，但之後會非常難過。

有一天孩子睡了，我悶聲大哭：「做父母太需要自制力了！」我對自己的不耐煩、發脾氣感到失望，也害怕傷害孩子、傷害我們之間的關係。而在反思未果時，突然發生了一件事。某天晚上，孩子提要求而我也做到後，他答應我在睡前上廁所卻沒做到。煩躁中的我大吼一聲：「不幹算了！」用力關門離開。孩子衝出來找到我，一路嚷嚷：「媽媽，我們得談一談！」我被逗樂了：「好啊，我很願意和你談！之前我說那麼多你好像都沒聽到，現在你想談，我很樂意啊。」「媽媽，妳這樣讓我很難過，妳不能關門就走。」「你說得對，我也不想這樣。我為什麼生氣、關門離開？」「因為我睡覺前不肯上廁所。」「如果你睡覺前上廁所，媽媽會不會生氣？」「不會。可是你生氣也不要關門出去，好嗎？」「我也不想，可是我怎麼說你都不聽，那你說我怎麼辦才好？」「你要**命名情緒**！你可以說『我很生氣，寶貝，你能做點什麼嗎？』」

這一番話令我當頭棒喝。我曾教他「命名情緒」，他居然聽進去了，還能提醒我。「你說得太對了！是的，媽媽應該這麼說。謝謝你提醒我！」我開心的擁抱他。

然而第二天早上，他再次磨蹭時，我說：「我很著急，你太慢了！」他忍不住將哭未哭。我趕忙問：「怎麼了，寶貝？」我看似理直氣壯但其實心虛的說：「我命名情緒了啊！」「不！你應該說『我很著急，你太慢了』，」他的模仿輕聲細語，「但是，你是『我！很！著！急！你！太！慢！了！』這樣生氣的說。妳要平靜的說！」我暗自讚嘆，他把我揭穿，又給我上了一課！「你說得對。好，媽媽應該平靜的命名情緒，而不是把情緒放在話裡衝出來，對嗎？」「是的。」那一晚上和早上的對話，對我影響至深。

「命名情緒」對於心理學專業的我，本是一把顯而易見的鑰匙，但在情境中硬是被忘到了腦後。直到在孩子的「循循善誘」下，我與「命名情緒」重逢，既熟悉，又有了比以往更深刻的體驗。以至於此後雖然現實中的挑戰依舊，但是我的心境徹底改變了。

在比以往更有理由抓狂的情況下，我不再有壓迫感，而是有更寬敞的心理空間，能欣賞事態裡面的幽默，能舉重若輕。雖然挑戰仍然密集，但是我好過了很多。而父母讓自己好過，其實很重要。我並不知道這樣的心境會持續多久，以後再出現憤怒時，應該又會有新的學習。

英文有一個詞叫「act out」，意思是透過行為來發洩情緒、表達自己。例如冷嘲熱諷、大吼大叫、摔東西等。我在工作時，經常看到父母為了管教孩子，表現出「act out」。

此時我會提醒父母，當父母帶著情緒管教，會把孩子的注意力從管教轉移到情緒上。例如，突然的大吼或拍擊，引起的第一反應是驚嚇，然後是被威脅、抗議、害怕……很多情緒爭先恐後的湧現，孩子根本聽不到也顧不上你說的內容。而且，「act out」只是在示範如何不成熟的、不理智的、應激性的反應，而沒有示範如何有克制的、有謀的、有效的處理，後者需要父母有策略的用語言把情緒說出來，即命名情緒。

而命名情緒的妙處在於，並沒有說情緒好或不好，只是客觀的、平靜的指出什麼事正在發生，把在場的人的目光引向核心問題。我曾帶著自我挖苦，對自己說：「每次妳看著孩子，有那麼多愛在心中汩汩流淌，忍不住對他說『我好愛你啊！』可是妳生他氣的時候，才是妳最該愛他的時候呀！」首先，需要能充足表達情緒的詞彙，以準確說出心情。一般人表達情緒時非常模糊，通常用「還行」、「不太好」、「心煩」、「生氣」等。然而表達情緒的詞語少說也有五百個，擴大情緒詞彙量，能幫助我們擴大表達的限制。

其次，須對身心感受更敏銳，才能在互相關聯但仍有區別的情緒中，找到更準確的定位。例如，意識到自己與其說是生氣，不如說是惱羞成怒，還夾雜著對自己的失望。

最後，須對情緒持有接納的態度。並非所有的行為都能被允許，但所有的情緒都應被允許。很多父母從小沒有體驗過「所有的情緒都被允許」，習慣了情感不外露，再加上家長的權威地位，所以難以在孩子面前命名情緒。

當我們有情緒時，即使不「說」出來，也會「做」出來，不平靜的命名它，就一定會「act out」。這樣事後可能會後悔，而且無意中示範和灌輸了這種處理方式給孩子。

父母可以先平靜的命名自己的情緒，例如：「我現在感到不耐煩了，因為我叫你起床已經叫十分鐘了。我擔心你會遲到。」在孩子把情緒「做」出來後，也可以平靜的命名孩子的情緒，例如「你很生氣」、「你看上去很委屈」，幫助孩子注意到和識別出內心的情緒。還可以把情緒和環境、事件做連結，如：「你很難過，是不是奶奶回老家後你想她了？」或「你看上去很委屈，你是不是覺得我批評你，說得很不公平？」

英國精神分析學家威爾弗雷德・比昂（Wilfred Bion），在論述養育者和嬰幼兒關係以及嬰幼兒情緒發展時強調，**養育者要當一個「容器」**（container），接收到孩子投射出來的令人不舒服的情緒，經過消化和理解，以孩子承受得了的想法再回覆給孩子，從而讓孩子得到有意義的情緒體驗，並緩解不舒服的情緒。

其實，當父母幫孩子命名情緒，就是在當「容器」，接收當下孩子受不了的情緒，因為我們更有代謝情緒的能力。由我們對情緒是什麼、為什麼、會怎樣等進行了解和理解，然後以不威脅到孩子的方式，呈現給孩子，因而孩子得以知道自己感受到的是什麼情緒、為什麼有這些情緒、任由情緒發洩會怎樣、現在父母建議做什麼……孩子可以日益提高覺察、識別、命名、調整情緒的能力。他還會明白，他的情緒不可怕，也能體會到父母其實招架得住，如此會讓他有安全感。

動手寫感恩日記

憂鬱症的首要症狀是心境低落鬱悶。低落鬱悶的背後又有什麼？首先有一個情緒特別值得警覺：**不滿**。陷入憂鬱的人，一定心有不滿，而對自己和外界的人事物時常不滿的人，也更容易憂鬱。

每當沉浸在不滿中，我們容易忘了，每個人的生活都有很多不盡如人意的地方。而同時，捫心自問，我們對生活就沒有滿意過嗎？在不滿意當下時，我們忘了自己也曾歷經過開心的時刻。家長今天工作順利，回到家卻看到孩子不及格的考卷；孩子被同學取難聽的綽號，上課時卻被老師表揚競賽獲獎。每個人的生活都在大事小事、希望失望之間頻繁切換。

而且，在不滿意於當下的時候，我們還忘了「其實還可能更糟」。只有在真正的打擊發生時，我們才恍悟：「之前的不算什麼。」也許，我們可以提醒自己：哪怕現在不完美，但「好在沒有更糟」。如果忍過「雖然不好但不至於太糟」的階段，在下一個拐角，也許就會撞見開心的「確幸」。因為好遭遇與壞遭遇的距離，往往一步而已。人生時起時落。而關鍵在於能夠在「起」的時候，理智的評判自我和現狀；能夠在「落」的時候，保持積極面對生活的心態。既然命運難料，又何苦把自己拴進「好」和「不好」的桎梏中？不論好壞，最終都需要積極勇敢的走下去。

以上道理歸道理，究竟如何才能減少不必要的不滿、穩定情緒？有效的方法是練習感恩。**科學證明，練習感恩的好處數不勝數**，包括改善憂鬱、減少嫉妒、減輕慢性疼痛、調整睡眠、加深正向經驗的記憶、提升體力、提升自信心、有益提升主觀幸福感。

父母可以引導孩子**寫感恩日記**，但最好是全家都來練習。感恩日記可以每天寫，或一週寫幾次，以容易堅持為準。可以在網上找感恩日記的範本，例如：今天發生三件感恩的事、一件有困難的事以及你從中獲得的感悟、一位讓你開心的人和一個美好的瞬間。不必完全按照範本，可以設計屬於自己的範本。重點是：

第一，以類似「我感謝……」、「……我好幸運」的語句作為基本句型。內容上，可以發掘容易被忽視的小事（例如家人的問候、出門時的好天氣、吃到美食），和習以為常的幸運（例如身體健康、國家和平、獲得受教育的機會）。

第二，寫得越詳細越好，例如，與其說「身體健康，我很感恩」，不如寫「我的身體不但沒有疾病，而且能跑能跳，我很感恩。如果我增加運動頻率，還會變得更有活力」。

第三，寫感恩日記時，不是為了寫而寫，而是藉由寫的過程，體會、重溫一系列的美好感受，包括喜悅、活力、自信等。寫的時候不慌不忙，花時間感受，讓身心沉浸在感恩帶來的美好中。隨著把感恩培養成習慣，我們會變得時常心懷感恩，便對未來生活抱有更多希望和勇氣。

從焦慮到正念

除了不滿，憂鬱症的低落鬱悶的背後還有什麼？還有**焦慮**。焦慮和憂鬱是互相影響的關係（詳細說明請參考第八章）。這裡介紹四個方法，既可以用於日常放鬆，也可以用於焦慮嚴重時的急救。父母可以親身實踐並分享給孩子。

第一個是**練習呼吸**。具體方法有很多種，以下列舉三種：

- 吸氣並從一數到四，吐氣並從一數到七。數字的四和七可調整成適合自己的比例，只要確保吐氣的時間比吸氣的長就行。
- 方塊呼吸：吸氣四下，屏氣四下，吐氣四下，屏氣四下。每次呼吸和屏息的時間長度一樣，如同畫一個正方形。
- 腹式呼吸：一隻手放在胸部，另一隻手放在腹部。吸氣時，氣息經過胸部到達腹部，想像腹部如同氣球一般充氣，放在腹部的手隨腹部的鼓起而抬起，而放在胸部的手基本不動。不去計算吸氣的時間，只盡力吸氣，吸到無法再吸。吐氣時，收緊腹部肌肉，想像氣球放氣，保持吐氣，直到無法呼出更多氣體為止。

第二個是**五種感官練習**。把注意力從腦中的世界，轉移到自己身體所處的客觀環境中：說出五個映入眼簾的物體，例如，「我看見一個杯子、一支手機、一扇門、一幅窗簾、一頂吊燈」；四個身體能觸碰到的物體，例如，「我感覺到桌面平滑冰涼、鍵盤凹凹凸凸、臀部和後背在椅子上被擠壓、腳趾被襪子裹緊」；三種耳朵能捕捉到的聲音，例如，「我聽到有車開過、鐘的滴答聲、屋外有人打電話」；兩種鼻子能區分的氣味，例如，「我聞到手上護手霜的椰子香、頭髮上洗髮乳的菊花香」；以及一種嘴巴能品嘗的味覺，例如，「我嘗出茶水的味道」。

這個練習可以進行約五分鐘。過程中，不著急，在每種感官中，停留片刻，想多待一會兒就多待一會兒，做更深入的觀察，例如，「指尖剛碰到桌面時，感到冰涼，但指尖停在桌面上一動不動，冰涼的感覺逐漸減少，而一挪動指尖，冰涼的感覺立即明顯起來」。

第三個是**回歸身心的冥想**。第一步，找一個舒服的姿勢，可以坐著、靠著、躺著或其他。把注意力從大腦移到身體上，注意身體的感受，例如哪裡麻、哪裡痛。當注意到這些不舒服的感受時，承認它，例如「我注意到我的雙肩是往上聳的，很僵硬」、「我胸口好像有點悶」、「腰很痠痛難受」；第二步，回應剛剛的感受，強調能感同身受：「我知道這段時間以來，壓力很大。身體跟著超負荷運轉，辛苦了。」也可以提醒自己不孤單：「我不是孤獨的，很多人都有這種疼痛。」第三步，動動身體，以撫慰自己。例如把雙手放在胸口上，感受到雙手的溫度，或用雙臂環抱自己、摸自己的膝蓋，或雙手交叉放在肩膀上，把雙肩往下壓，卸掉肩上的負重感，還可以站起來伸懶腰並走動；第四步，靜靜的問自己：如果有人對我充滿了關愛，此時此刻他會對我說什麼？疲憊的我（想哭的我、想大喊的我）現在需要什麼？也許，你心中響起的聲音是「你很努力了」、「你沒有你想的那麼差」、「你可以休息」、「你很不容易，你很堅強」。

第四個是**正念自我關懷**，有三大基石。首先，正念覺知、靜觀當下：覺知痛苦的存在，誠實的看到自己的痛苦是什麼，不逃避它，也不認同它。其次，看到共通性：意識到痛苦是人們都有的體驗，自己正在經歷的這些痛苦與不完美，不是自己才有的問題。最後，善待自己：問自己如果是你關愛的人（例如好朋友）有這樣的痛苦，你會如何對待他？然後用對待好朋友的方式，安慰、理解自己。

這裡著重講述「共通性」這一點。有很多來訪者告訴我：「我以為這件事對別人很容易，只有我覺得難，我就會更不想做。後來我發現其實別人也覺得很難。我頓時就願意去做這件事。」可見當我們以為自己遇到困難是運氣背，就容易自怨自艾、逃避退縮。而一旦認識到，遇到困難是正常的，我們對困難就不會那麼抗拒。有了平常心，才能留在賽場上，不撤退，繼續該做什麼做什麼。

透過正念練習，不加評判的觀察自己的想法和情緒，給予自己更多溫暖，讓溫暖的相處方式成為對自己和對家人的習慣，使我們可以經歷更多的積極正向的互動，也因積極正向的互動而感到更安心、踏實。

當語言成為暴力

除了不滿和焦慮，憂鬱症的低落鬱悶的背後還有**自厭：我不好**。家是孩子除了學校以外最主要的生活環境，父母對待孩子的不良言行，是引發孩子長期負面情緒（尤其是「我不好」）的一大來源。有兩類不良言行，在日常生活中雖然難以杜絕，但如果不加以察覺和克制，則會成為語言暴力。

一是催。很多家長催孩子起床，從六點催到六點半，孩子起床後要催洗臉、吃飯、上學。孩子回到家後，父母還要催寫作業、睡覺。父母催孩子背後的心態是：「我不催行嗎？我不催孩子就不做。我已經著急了，但他還不急，這怎能讓人不著急！」

二是罵。包括斥責、吼叫、取笑、貶低、侮辱、威脅、詛咒等。美國精神病學家馬丁·泰契爾（Martin Teicher）發現，語言暴力會改變兒童大腦對資訊處理的回路和相關腦區的生理結構。使用擴散張量成像技術，他和研究團隊觀察到在語言暴力下長大的年輕人的大腦具有以下變化：一、負責語言理解的韋尼克區（Wernickearea）和前額葉之間的連接被弱化了，語言理解能力差；二、左側顳上回（superior temporal gyrus）的灰質體積過大，語言智商偏低；三、負責學習與記憶的海馬體（hippocampus）的體積減小；四、在大腦兩半球間傳遞資訊、調節兩半球間相互作用的胼胝體（corpus callosum）體積減小；五、連接大腦皮質和其他腦區的放射冠（corona radiata）發育異常。而且，**相比於其他形式的虐待，語言**

虐待有更持久的後果，因為它往往連續發生。若父母經常用語言攻擊孩子，**即使事後安撫，也無法消除語言攻擊的影響**。早年遭受語言暴力的孩子成年後，罹患憂鬱症、焦慮症等精神疾病的風險更大。無論是催還是罵，當超出教育、講道理、有克制的範圍，語言就成為暴力。而一旦我們反覆作踐孩子的尊嚴，孩子日後可能作踐自己的生命。

其實，催和罵，本質都是拿鞭子「抽」。一個是事情沒發生之前「抽」，一個是事情發生之後「抽」。做之前，之所以需要「抽」孩子去做，是因為父母覺得孩子有問題，他無法獨立靠自己去做。做之後，之所以需要「抽」孩子，也是因為父母覺得他有問題，不僅他做的事不對，而且屢教不改，不「抽」的話他無法獨立靠自己去明辨是非、總結教訓、做出改變。無論之前之後，都表現出父母的急躁、無助、疲憊和不信任。這些對於父母是非常不好受的！更糟糕的是，催和罵，不僅往往解決不了問題，反而會加重問題。看孩子哪裡都是毛病，也容易深化矛盾與隔閡。最終，父母深感進退無門、無計可施。

這裡也不是聲討千千萬萬做出「催」與「罵」言行的父母。從成長環境而言，這些發生在現在的孩子身上的，也可能在幾十年前發生在了現在的父母（曾經的孩子）身上。從當前環境而言，經濟收入、孩子教育、父母贍養、家庭關係等各方面壓力，日復一日籠罩著辛勞的中年人。要避免帶給孩子語言暴力、情緒虐待，父母先做好自我關照（見第四章），避免壓抑、扭曲、耗竭，至關重要。

在理解催與罵的衝動和照顧背後深層原因的基礎上，我想呼籲，父母要小心、小心再小心各種「催」與「罵」的行為。如果學習是為了父母學、考試是為了父母考、選擇是為了父母、面子是為了父母，當一切一切都是為了父母，一切一切都是「爸媽讓不讓」和「爸媽會怎樣」，那麼，家長催得累、罵得累，孩子也被催得皮、被罵得強，如同一個死結，越拉越緊。尤其，一旦尊嚴的底線被捅破，生命的底線也危如朝露、命若懸絲。催和罵本來就不是目的。作為手段，適當的時候一定程度上可以用。重點來了：目的是什麼？目的是洩憤，還是為了扭轉？是為了羞辱孩子，還是為了教育孩子？是因為過去而懲罰，還是因為未來而指導？

假設你辛苦工作了一整天回到家後，還要準備晚飯，此時看到孩子在家玩球時，把桌上的水杯打翻，水灑了一地。這時候你很生氣，開口大罵孩子：「怎麼這麼不小心啊！」孩子嚇了一跳，幾乎要被嚇哭。

如果面對相同情景，但開口大罵前你深吸一口氣，嘗試平靜下來，說：「我知道這是一個意外，你不是有意的，但水灑出來了，你要處理這個結果，去把毛巾拿過來，把這裡擦乾淨。」此時孩子跑去拿毛巾，開始擦地。你邊看孩子擦地，邊說：「謝謝你能為這個行為負責。」等擦完了，你和孩子坐下談一談：「幸好水杯是塑膠的，如果是玻璃的，那就不只是水灑了一地，玻璃還可能碎了一地。那你就得收拾玻璃碎片，是不是很麻煩？以後怎麼避免把東西打翻？」孩子可能會回：「不要在家裡玩球，到樓下院子裡玩。」

心理學家簡．尼爾森（Jane Nelsen）在《溫和且堅定的正向教養》（*Positive Discipline*）一書中，闡述了懲罰給孩子帶來的長期後果包含四個方面：憤恨、報復、反叛、退縮。因此，她主張停止懲罰，給孩子機會承擔責任。

實現有效管教的關鍵在於管教的目的是什麼。是為了父母，還是為了孩子？是為了過去，還是為了未來？具體而言，在做出管教行為之前，父母要問自己：「這麼做，是被我的情緒所推動，還是想教他什麼？如果是為了教他，那重點是要孩子為他過去所做的行為付出代價，還是教他學習如何為未來做準備？」如此思考，能幫助父母減少沒有經過思考的、給孩子帶來傷害的、令父母事後後悔的一些行為。回到前面提到的情景，前者是訓斥孩子並發洩情緒，後者則是引導孩子處理問題。由此，孩子能減少內疚，收獲將功補過的勝任感，也為未來發展出「勇於踏實的承擔後果」的心態做了鋪墊。

有時即使父母沒懲罰，也可能會被孩子誤會——孩子不覺得父母是在幫他，反而覺得父母是在指責、挑剔。面對這樣的情況，很多父母不由自主的會有一種什麼樣的心境？會覺得：「憑什麼和自己孩子說話，還要小心翼翼的，說一句話還不行了？家裡人不能夠直話直說，隨便一點嗎？」這種委屈是可以理解的，畢竟自己的一番好意都被曲解了，不僅有委屈，更有看著孩子不接納好建議時的著急，不禁令人頭痛。

這種情況下，父母只能夠一方面去承認自己的情緒是有道理的，但另外一方面也要接受孩子很敏感。在父母看來，孩子過於敏感。之所以說是過於敏感，因為他沒抓住重點，或者抓不住重點。父母的重點不是「我要指責你」，而是「我想幫你進步」；重點不是「我說你這裡做得不好」，而是「我想幫你做得更好」。可是孩子卻只把注意力放在了被指責上，而不是被幫助上。不論父母多不喜歡孩子的現狀，也只能從現狀著手。能真正的小心起來，是心甘情願的小心，而不是之前那種委屈的小心。當孩子把父母的幫助當成指責，其實是在傳遞信號——雖然父母說的話是善意的，但他感受到壓力，而且超出他能承受的範圍，此時父母得先接受。當然，父母都希望孩子的承受力能提高，但在承受力還沒有那麼高前，只能先接受他現在所處的階段。

引導孩子做自我評價

前面談到的不滿、焦慮、自厭，是憂鬱症的主要負面情緒。除了負面情緒以外，**情緒不穩定**也是憂鬱症的常見表現。事實上，四〇%至六〇%患有憂鬱症、焦慮症、創傷後壓力症候群、強迫症的人，有情緒不穩定的情況。導致情緒不穩定的因素眾多，而我想強調一個容易被忽略的因素：評判。

生活中各種事物都容易觸發情緒，甚至需要我們判斷和評價。而評判是非、對錯、好壞、優劣的過程中，評判者和被評判者的心情會隨之波動。例如，妻子評判丈夫懶惰的那一刻，妻子和丈夫都心煩；父母評判孩子優秀的那一刻，父母和孩子都自豪。不僅如此，**並非所有所謂正面的評判都會帶來正面的情緒**。事實上，我在工作中發現，父母經常面臨評判的兩難境地。例如，成績出來後，如果批評孩子，他心裡會受傷；如果說考得不錯，他會說你小瞧他。

如果評判帶來的情緒波動，無法引導孩子產生穩定而正面的情緒，那父母不妨試試第三條路——**不評價**。如果評價結果，好像孩子是考生、選手、員工，父母是考官、評審、老闆，這樣的關係是不對等的。當然，並不是說家長和孩子之間不能有不對等的關係，家長和孩子本來就不對等。然而，在這個問題當中，不對等的關係會導致引導效果不好，所以要避免。

不如換一個角度來看，用更平等的關係來處理問題。首先，孩子在學校已經有老師的評價，因此沒必要在家裡維持不對等的關係。其次，不對等的關係會令孩子不舒服，尤其對於青春期的孩子來說，他希望打破權威，爭取話語權。這時如果父母以一種高高在上的姿態出現，哪怕是誇獎，他也會覺得是高高在上的評價他。最後，不對等的關係不利於長遠的教育。畢竟長遠來說，父母希望孩子對自己有客觀的、積極的自我要求，而不是活在別人的評語之下。

所以，父母應該儘早開始**引導孩子做自我評價**。例如，與其評價考試考得好還是不好，不如問孩子，「這次考試哪裡你比較滿意」、「哪裡你還不太滿意」、

「哪裡你覺得比較容易」、「哪裡你覺得比較難」、「你在哪裡下了功夫」、「哪裡你覺得是你的優勢」。

然後，父母也可以說出看到了孩子付出哪些努力，例如：「我注意到你這次準備考試時，為了溫習功課提前半小時起床。」父母可以做的，是不評價結果，給孩子空間進行自我評價，並發現他的努力，讓他感受到父母肯定他的努力。

孩子是憂鬱，還是不開心？

1. 想發火時，先深呼吸，提醒自己試試「命名情緒」，對孩子平靜的說出你的心情。把一次成功的經歷寫下來。
2. 想想有什麼令你感恩的人和事，並寫下來。和自己約定，從＿＿（時間）開始練習寫感恩日記＿＿週。

⑧ 走出舒適區，走向學習區

我考不上大學，這輩子就完了。我做什麼都沒辦法享受過程，過程一定是為了什麼，一定得有回報。

——來訪者

有效防治憂鬱，不能只關注憂鬱，還得留意焦慮。憂鬱和焦慮具有部分共同的遺傳病因學（genetic aetiology）。不論是達到臨床診斷程度的憂鬱症、焦慮症，還是亞臨床程度的憂鬱症狀、焦慮症狀，在兒童和青少年中發生的頻率都較高，而且往往是**焦慮症狀或焦慮症比憂鬱症狀或憂鬱症早出現**。流行病學研究還顯示，兒童焦慮症的發病率高於青少年，而青少年憂鬱症的發病率高於兒童。

我在臨床工作中也一再目睹憂鬱和焦慮手牽手，而把它們牽在一起的是期待。期待越高，越容易頻繁的陷入不滿，從而產生憂鬱。期待高到一定程度，就變成完美主義，即期望自己或他人的行為一直保持最高標準。

例如有一位憂鬱症來訪者，在考試前極度焦慮：「我預感到我會考不好，我考不好怎麼辦？」她身邊的人怎麼努力安慰她也沒用。後來發現，原來「考不好」指的是「不是第一名」，只要「不是最好」就是「不好」。這種「滿分以外的都是零分」的想法，就是完美主義的一種表現。

父母是否是完美主義者？

當今社會的完美主義相當普遍，容易使人處在無法實現目標的痛苦中。有研究顯示，完美主義影響二五％至三〇％的兒童和青少年，和憂鬱症、焦慮症、強迫症、拖延症、進食障礙等密切相關。

完美主義對兒童和青少年的影響包括：自我價值以完美表現為條件，表現低於期望時會自卑、有羞恥感、全面否定自己，因為擔心做不好而拖著不開始，或因為不滿意作品而不交，追求目標的過程中內心脆弱、缺少安全感，失誤犯錯時苛責，害怕失誤讓人瞧不起，為了避免犯錯會躲避學習、競爭、機遇，從而耽誤了學習和成長，也就更加難以實現目標，且長期焦慮也會影響健康。

另外，父母不妨察覺和反思：自己是不是完美主義者，以及對孩子有沒有完美主義傾向。如果父母不能識別和控制自己的完美主義，即使孩子開始克服完美主義，父母不但不能對孩子「去完美主義」的努力由衷欣賞，反而會埋怨孩子不思進取，並且繼續習慣性的求全責備。這時，孩子會陷入一種撕扯：要麼退回到完美主義，要麼為了保護自己的心理健康而疏遠父母。只有當父母真正深刻的檢視對自己、孩子、家人的各種不實際的標準和不健康的期待時，才能有智慧的「放過」自己和他人，不給已經不易的生活增加痛苦。

如果父母本身有完美主義傾向，應感同身受的理解孩子對於「做不到、做不好、被批評、被拒絕」感到害怕，以及因為害怕而逃避。尤其，如果父母對孩子抱有過度完美的期待，必定會加重孩子的焦慮和憂鬱。如同在第三章中分析，很多父母說沒給孩子壓力，但實際上只是沒意識到給孩子壓力。同樣的，父母可能對孩子有完美主義心態，卻沒意識到。當父母對孩子有高標準時，父母再怎麼說「不要怕，做不好沒關係、犯錯沒關係」都沒說服力。因為，孩子一定會害怕做得不好時，父母不小心流露出失望的眼神。

如果父母有完美主義傾向，可以和孩子一起克服。方法包括分享、研討、實際操作。父母可以分享完美主義對自己的影響：使人更完美，但也令人難以喘息；和孩子講述從錯誤中得到成長的故事，像「當時認為是失敗，但事後發現有收穫，甚至比馬上成功還要好」的例子；分享脫離完美主義束縛的過程。例如，年輕時有社交焦慮，後來焦慮慢慢減輕。這種人生故事的分享，讓父母在孩子眼裡更真實，既讓孩子有所借鑑，又可以拉近與孩子的距離。

還可以把「完美主義」當作一個小課題，讓孩子調查一下。例如，對於追求完美外形的孩子，可以思考以下問題：「那些在社群媒體上看起來很完美，也有很多關注的人，為什麼要修圖？」引導孩子從「我不開心是因為我不夠瘦」，轉而意識到「雖然我仍然想瘦，但生活中除了瘦，還有很多事物讓我變得開心」。

此外，還可以一起練習，在生活中調節完美主義帶來的焦慮。第一，父母以身作則練習緩解焦慮的方法（參考第四章），能引導孩子以健康而多樣的方式調節焦慮、安頓身心。

第二，當父母犯錯時可藉此機會，做出坦蕩面對、勇敢承擔的表率，積極承認過錯，總結經驗教訓，鼓勵自己下次努力。遇到挑戰時，也可以此為機會，在晚餐、散步、接送孩子時，適當提及自己遇到什麼壓力，如何在複雜而不確定的情況下調整心態、積極應對。

第三，鼓勵孩子設定合理的目標，不宜過低或過高。目標過低沒有挑戰，也就得不到戰勝挑戰才會有的勝利快感；而目標過高，超出當前能力，再求成心切也會碰壁，快速挫敗後更容易放棄，甚至留下「我不行，努力沒用」的心理暗示。

第四，在時間管理上，有時分秒必爭，有時留出發呆的時間，張弛有度。

第五，提醒孩子區分哪些是可以靠自己掌握（例如自己的努力），哪些是不能控制的（例如同伴的程度、老師的教學、考試的難度等）。因為影響結果的變數太多，父母應幫助孩子把關注點從結果（例如提高名次）上挪開，挪到自己可以用得上力的行為上，並好好計畫（例如每天多複習不擅長的科目半小時）。此外，父母稱讚孩子時，也應稱讚努力而非結果（參考第四章）。

最後，當發現孩子沒達到期待、生自己氣時，引導孩子思考：「如果你的好朋友努力卻沒做好，你會怎麼做？是責怪他讓他更難過，還是安慰鼓勵和陪伴他？」幫助孩子當自己的朋友而不是敵人。

學習區：有一定挑戰，但不至於被壓垮

在現實之下，孩子、家長和老師的壓力日益加重。當壓力過重，又沒有應對壓力的心理策略和社會資源時，消極思維便容易腐蝕內心，導致許多人憂鬱症發作或惡化。只有「有保護的壓力」，才更有可能化為動力。

什麼是有保護的壓力？早在一九〇八年，心理學家羅伯特・耶基斯（Robert Yerkes）和約翰・多德森（John Dodson）提出了著名的耶基斯—多德森定律：在一定的工作難度下，人內心想做好工作的動機，會給自己帶來一定的心理壓力。

例如工作難度越大，內心的動機又越強的話，心理壓力肯定會越大。耶基斯和多德森發現**心理壓力適中的時候，工作績效最佳**。當心理壓力過小，缺乏積極性，導致工作績效下降；當心理壓力過大，過度的焦慮會干擾記憶和思考，同樣導致工作績效下降。所以心理壓力和工作表現之間不是一個線性的關係，而是一條倒U形的曲線。在這個定律的基礎上，才有了後來教育學家提出的舒適區、學習區、恐慌區的概念。

在舒適區裡，個體毫無壓力，得心應手，但也可能感到無聊。在恐慌區裡，

個體則壓力「爆表」，慌張失措、無所適從，不堪重負，瀕臨崩潰。而重要的是在舒適區和恐慌區之間，還有一個**學習區**。來到這個區域，我們會**覺得不那麼熟悉，有一定挑戰，但又不至於感到被壓垮**。反而會讓我們產生學習、進步的動力和興奮感。這就是有保護的壓力。在這種感覺的推動下，我們不斷學習進步，舒適區就被擴大，適應力也隨之提高了。

關於有保護的壓力，有三個重點：第一，父母鼓勵孩子走出舒適區；第二，孩子自己也要做好準備，主動接受舒適區外的挑戰；第三，進入學習區後，孩子感受到的壓力要高於舒適區，但低於恐慌區，讓他能感受到戰勝困難的快感。孩子有想學習的意願，才可能收穫那種興奮感。**如果孩子還沒準備好，被人硬推出舒適區，則容易直接進入恐慌區**。在恐慌區裡，孩子通常會經歷比較痛苦的調適過程，有些孩子能調整好，走出來；有些孩子可能陷入憂鬱症，導致更加害怕走出舒適區。

例如，某個孩子在小學時成績很好，在兩間明星學校之間選擇時，父母決定選擇名氣更大的，因為明明能去「更好的」，不去太可惜。然而，孩子在開學考時遇到挫折，加上不適應住校生活，心情越來越糟糕、覺得學習越來越吃力，成績也越來越低，某次數學考試不及格後，便徹底討厭上學。

我和這個孩子交流時發現，雖然父母鼓勵他，但這所學校帶給他的始終是焦慮大於興奮，一直害怕自己不適應學校的教學方式。

若條件允許，在開學前的暑假期間，其實可以鼓勵孩子充分表達對新學校的顧慮，甚至接受短期的心理諮詢，討論萬一不適應新學校的教學方式，該如何自我調適。如果可以，心理諮詢最好延續到第一個學期，因為第一個學期是適應變化的關鍵階段，諮商心理師能及早了解孩子是否適應不良，及時和父母溝通，幫父母更早了解孩子的困境，並幫孩子分析、找到改善困境的方法。

舒適區、學習區、恐慌區是相對的概念，而非絕對的劃分。每次走出舒適區，就意味著舊的恐慌區中，一部分變成新的學習區；每次適應學習區，就把學習區變成新的舒適區。如果孩子表現出退縮、逃避，父母要反思是否用力過猛，不小心把孩子推進恐慌區。父母得確保孩子處在學習區裡，進而幫助孩子實踐本章接下來的內容，包括覺察認知扭曲和練習積極思維。

用新思路取代「扭曲認知」

憂鬱症的進化理論認為，憂鬱症是適應「無法克服的逆境」。無法克服，有時是指現實層面，有時是意識層面。後者是對現實不準確的感知，與現實脫節，稱為認知扭曲。每個人都有認知扭曲，最常見的包括：

- 非黑即白，指從一個極端跳轉到另一個極端，沒有中間地帶。例如，「如果某人不喜歡我，那他就是討厭我」，而沒有意識到可能他對我既不喜歡也不討厭，而是不在意、沒感覺。事實上，這個世界裡，雖然有少數喜歡和少數討厭我們的人，但更多的是不認識和不在意我們的人。
- 以偏概全，指基於部分負面資訊解釋整體情況。例如，語文能力包括聽、說、讀、寫等方面，但因為寫作不理想，就籠統的定義自己「語文能力不好」。
- 心理過濾，指即使某件事在大部分情況下是正面的，但還是將注意力集中在事件中占比較小的負面細節上。例如你和孩子參加聚會，很多人對你們的印象很好，你很開心，但後來遇到一個家長，表現欲望很強，你頓時覺得很挫敗，毀了你整個晚上的心情，你忘了除此之外這個聚會都是令你開心的。

•正面結果偏誤，和心理過濾相似，區別在於心理過濾強調的是過濾正面事物，只關注負面事物；正面結果偏誤指忽視、貶低正面事物的價值。例如有人誇你，你覺得他只是客氣，或他還不了解你的缺點。再例如，某件事還沒做成前，你覺得辦到的人非常厲害，但當自己做到後，覺得沒什麼大不了。

•妄下結論，指在沒有充分證據的前提下，對事件下負面的結論，且之後的言行被此結論影響。妄下結論分兩類：一個是「讀心術」，例如走在路上遇到認識的人，沒和你打招呼，你認為「他瞧不起我」；另一個是「預測命運」，例如原本想和孩子溝通，但因為覺得講了孩子也不會聽，所以就沒講。妄下結論會造成焦慮或恐懼，反而阻礙好結果發生。

•災難性思維，它和妄下結論關係密切，不光是指妄下結論，而且是下了最差的結論，把事情往最糟糕的方向想。例如，「如果我一緊張臉紅，所有人都會知道我不行，都會取笑我」。

•放大和縮小，指放大缺點、問題、錯誤的嚴重性，縮小優點、進步、成就的重要性。例如一個孩子誠實而靦腆，父母覺得誠實——那不是應該的嗎？而靦腆——怎麼在社會上生存？

•情緒化推理，指當產生負面情緒時，堅信自己的負面情緒客觀的反映了事實，所以只要感覺不好，那代表現實肯定不好。例如，「我怕考不好……我肯定會考不好」。

•應該句式，指習慣於要求人和事物「應該」或「不應該」是什麼樣子。除了「應該」之外，習慣用「必須」、「有義務」、「不許」也屬於同一類。例如，「我應該在班裡保持前幾名」、「孩子不應該和父母頂嘴」、「你長大了有義務結婚生子」、「我工作這麼辛苦，她應該理解我」。當「應該」是指向他人時，我們往往會感到憤怒或沮喪。而當「應該」指向自己時，除了憤怒或沮喪之外，還容易激起反抗情緒。例如，在「我必須瘦下來，我不應該吃蛋糕」的高壓下，反而容易報復性進食。

•亂貼標籤，與非黑即白、以偏概全相關，給自己或他人貼上簡化的負面標籤。例如，得了憂鬱症，給自己貼上「我不是正常人，我有病」的標籤，而沒有意識到「我有憂鬱症，但憂鬱症並不能定義我的全部，在某些方面我很健康，甚至有過人之處」。

・自罪自責，指對於問題或錯誤，在自己的責任範圍之外承擔更多責任、產生更多自責。例如孩子得了躁鬱症，跟遺傳也有關，但你堅信這完全是你的教育方式導致的、是你的過錯。

・控制謬誤，有兩種與控制有關的謬誤，一個是內部控制謬誤，覺得自己須為生活中的所有人和事負責，身邊人的心情直接和間接的都跟你有關、由你造成的，容易不安的猜測：「他為什麼不開心，是因為我做了什麼嗎？」另一個是外部控制謬誤，即認為自己對生活裡發生的事沒有掌控權，強調他人和外界對自己生活的影響，容易埋怨外界，例如沒考好，是因為「考卷出得太難了，而且昨天晚上室友打呼，所以我沒睡好」。

・公平謬誤，指相信自己知道什麼是公平、什麼是不公平，處處用自己的標準來衡量和要求人和事，當別人對公平有不同看法時會懊惱。例如丈夫認為，自己在外忙完工作後回家，妻子沒擺好臉色，覺得不公平；而妻子認為，丈夫成天不著家，不陪自己和孩子，很不公平。雙方都覺得自己是不公平局面的受害者。

・改變謬誤，指期待他人做出改變以適應我，認為只要我施加足夠的壓力，對方就會改變，而且只要別人改變了，就會幸福。

・永遠正確，起源於希望永遠正確的願望，但願望強烈到凌駕於證據和他人感受之上，形成堅信自己的觀點代表真理的信念，並用自己的觀點衡量人事物。

以上是常見的十五種認知扭曲。雖然父母可以告訴孩子這些認知扭曲的種類，教他們識別自己的認知扭曲，但我覺得更有效果的做法，是父母和孩子一起克服。和孩子分享自己常出現的認知扭曲有哪幾種，然後和孩子討論他常出現的認知扭曲是哪幾種。既不會提出「認知扭曲不好、不應該」的評判，當客觀的觀察時，又能實際的減少認知扭曲的負面影響。

那麼，如何練習用更正向並有助於改善問題的思維方式，來取代認知扭曲？我舉幾個例子：先意識到頭腦裡，正在產生「如果他不喜歡我，那他就是討厭我」的念頭，然後識別出它是「非黑即白」的認知扭曲，並提醒自己「不喜歡不代表討厭，而且我不知道他究竟怎麼想。可能他討厭我，但也可能不喜歡也不討厭，對我沒感覺」。

或是，先意識到此刻「我肯定不行」的念頭讓我感到焦慮，識別出是「預測命運」的認知扭曲，告訴自己「還沒有發生，誰也不知道。如果對我很重要，那我還是試試看，畢竟外界沒拒絕我前，我為什麼要先拒絕了自己？如果對我不重要，那我也可以試試，反正做不成也不重要」。

或先意識到「如果我一緊張臉紅，大家都知道我不行，會取笑我」的念頭，是一種「災難性思維」，把糟糕的後果無限放大。這時，可以取而代之的想：「我覺得臉紅了，但別人未必看得出來。就算看出來了，我接下來的話可以轉移他們的注意力，過一陣子他們就會忘記我臉紅的事。就算臉一直很紅，這也很常見。我不過是一個上臺會緊張的普通人。」這些只是幾個小例子，具體上怎麼做，每個人要找到適合自己的語言和風格。重點是，**在察覺到認知扭曲後，用新思路取代舊觀念**。

為了預防孩子得憂鬱症，父母還可以和孩子一同學習，將前面提到的「消極想法」轉為「積極對話」。如行為神經學家傑伊·舒爾金（Jay Schulkin）博士所言，大多數生理系統是不斷變化和適應變化的。神經科學家彼得·斯特林（Peter Sterling）和生物學家約瑟夫·耶爾（Joseph Eyer）提出了「動態平衡」（allostasis）這一概念，意思是「透過變化實現穩定」。提出者認為，面對不斷變化的現實，人類的身體和大腦不是簡單的遇到刺激後被動反應、努力保持一種穩定的內部平衡狀態，而是會不斷的試圖預測現實，並主動調整自己的生理和行為來適應它。如斯特林所說，「讓身體運轉的最有效方式是，讓大腦提前知道需要什麼」。因此，身體和大腦一直在積極根據經驗做出預判和準備性的調整，處於動中求穩的動態平衡。

然而這種「提前性預判」，對於長期生活在壓力中、有憂鬱症或亞臨床症狀的人，容易出現「指標失靈」和「機械故障」的現象，展現為心中的消極獨白，充滿認知扭曲，自動播放並停不下來。這些負面的聲音，雖然在某種程度上可以引起警惕、給人鞭策，但更多時候是一種巨大的精神消耗，讓人不自主的相信生活比實際情況差很多。本來，讓大腦提前知道需要什麼是為了更好的適應，但是一個有益的機制，出了故障，就變得有害了。對於憂鬱的人，陷入僵化、停滯，甚至剛愎自用的狀態，即使環境發生改變，也難以覺察變化、了解新情況、修正舊預判、積累新經驗。人處於當下，心卻活在過去，腦海中重演過去的經歷，激起熟悉的而非適合當下的情感反應，以自動的而非務實有益的認知模式，以習慣的而非契合當下需要的行為應對。結果，只是在準備應對過去，根本沒有在準備應對當下，適應也就無從談起。正如預測處理（predictive processing）理論代表人電腦神經科學家及精神病學家克拉斯．斯蒂芬（Klaas Stephan）指出，導致體內平衡失調的長期心理壓力會使自我效能感降低，而自我效能感低下會帶給人負面預期，於是更容易發生逃避性和自我破壞性行為，結果是更加完不成任務、達不到目標，而這結果又證實和強化了負面預期，進一步打擊自我效能感，形成自我維持的惡性循環。在自我維持的惡性循環下，即使當下沒有直接威脅，也容易處於受傷狀態。比如學業緊張的學生，在假期中，儘管沒有考試，仍然有情緒低落、焦慮、失眠、腸胃不適等身心症狀。

要打破這個自我維持的惡性循環，就需要對習慣性負面預判做出干預，變消極獨白為積極對話。進行積極自我對話，此時並非每天自我催眠「我最棒，生活很完美」，而是察覺到自己腦海中的負面聲音，並有智慧的化解。例如，意識到自己在發牢騷：「要做的這麼多，怎麼做都做不完，更何況今天還有其他的任務，真煩！要是誰能幫我做就好了，可是又沒人能幫我。」當腦海中出現這些想法時，該怎麼辦？我們能意識到自己正陷入情緒旋渦當中，此時可以問自己：「現在有人可以幫我嗎？如果現在必須自己硬著頭皮做完，那我要不要停下來，深吸幾口氣，調整一下心態後，再接著做？與其煩躁的做，不如先停一下，調整心態。」

如果從消極獨白轉到積極對話有困難，怎麼辦？具體而言，第一步，在信以為真前，先提出反問：「我所想的是真的嗎？我能百分之百確定它是真的嗎？」第二步，進一步提問：「我這麼想對現實情況有幫助嗎？如果沒有幫助，那什麼有幫助？用什麼角度想問題會有幫助？做什麼會有幫助？」發現和關注「有益、實用、能改善問題」的思維和行動。例如，「生活不是只有期末考試」、「沒有任何人像我這樣關注我的一言一行」。第三步，鼓勵自己嘗試「有益、實用、能改善問題」的事。如果心中出現「沒用的，我做不到」的想法，那麼再針對這一點重複第一步和第二步。找到和自己交流的恰當方式，進行積極的自我對話，不陷入消極獨白的沼澤，是一件受益終生的事。幫助孩子把視域拓寬，把時間軸拉長，不糾結在一事一物之上，孩子會變得更靈活、更通達。在練習以上方法時，允許自己一時做不到或者做不好，只要努力嘗試，做不到或做不好不過是必經階段而已。重點是靈活起來、調皮起來、生動起來，只要能擾動、鬆動消極獨白，就是成功，日積月累最終一定能打破消極獨白的習慣。

避開好壞優劣的陷阱

我的一位來訪者患有持續性憂鬱症，在競爭激烈的環境中，時常被羞恥感折磨，受自身的完美主義傾向和父親嚴厲管教的影響，他極度追求表現要好。如果表現不夠好，就會在頭腦中反覆播放尷尬的場面，並惡狠狠的攻擊自己。因為「出醜」太痛苦，他經常為了避免「出醜」而不行動。

問題是，發現自己有不足是家常便飯，想保持穩定而正面的情緒，絕對離不開成長心態。成長心態是由美國心理學家卡蘿·杜維克（Carol Dweck）在《心態致勝》（*Mindset*）一書中提出的理念。杜維克從對孩子如何應對失敗壓力的研究中，總結出兩種心態：定型心態和成長心態。定型心態認為能力是先天確定的，你做的事在暴露你的能力，成功的定義是完成事情；而成長心態認為能力是後天培養的，你做的事能提高你的能力，成功的定義是成長。

具體而言，具有定型心態的人認為完成事情、不犯錯，代表你聰明。成功是因為聰明，失敗代表你不聰明。如果需要努力，那也說明你還不夠聰明。因為完成事情才算成功，所以有定型心態的人會躲避挑戰，喜歡待在舒適區，做不須努力就有把握能成功的事。遇到挑戰也較容易放棄，因為他們認為努力是徒勞的，努力證明他們不夠聰明，既然不行還嘗試什麼？另外，也不愛搭理有建設性的批評意見，且容易把其他人的成功視為對自己的威脅。

而具有成長心態的人會認為，成長等於「努力走出舒適區」，不害怕問題，在問題中努力、尋找機會、成長。所以他們傾向於在已經擅長的事之外找新的挑戰，把努力當作提高能力的必經途徑，並在批評中學習。

成長心態避開好壞優劣、人我比較的陷阱，直達學無止境的人生核心。如同《老子》所言：「禍兮福之所倚，福兮禍之所伏。」（按：禍與福互相依存，福因禍而生，而禍中也有福）此思維正是善用事物的兩面性，以「凡發生的都有可學之事」的不變心態，應對萬變的現實。

例如，雖然罹患憂鬱症是不幸的（如果能選擇，當然選擇不要得憂鬱症），但已經發生後，與其怪自己「我沒用，我不好」，不如強調「我能從這個經歷中學到什麼」，把不幸轉換成幸福。事實上研究表明，在席捲全球的新冠疫情下，那些在疫情之前就被診斷出憂鬱症，且已經接受心理諮詢、學習如何調節心理狀態的人，能把這些技術運用到疫情帶來的負面體驗上，反而比沒有經驗的人適應得更好。如果孩子在父母的幫助下，習慣用成長心態來想事情，不僅能幫助他走出憂鬱症，而且還能幫助他在日後生活中乘風破浪。

孩子是憂鬱，還是不開心？

1. 父母和孩子分享三個關於自己的認知扭曲，並用正向念頭引導的例子。
2. 當你失誤、犯錯時，抓住機會，向孩子坦言自己沒做好，承認過錯，總結教訓，鼓勵自己下次努力。把過程記錄下來。

⑨ 協助孩子改善問題

他們以為我無所謂，其實我知道這樣下去不行……但我真的不知道怎麼做才能變好。

——來訪者

我們在生活中經常會遇到問題，但處理問題的過程並非一帆風順。在無計可施時，難免有挫敗、自卑等感受，而這些負面體驗會讓人陷入憂鬱、沒有動力，甚至自暴自棄。不論出於預防憂鬱症，還是為了更好的生活，我們都需要不斷增加改善問題的行為與能力。

父母幫助孩子增加改善問題的行為的第一步，是避免在心中擴大問題。有些父母會很自然的提到孩子哪裡不好：站著老是駝背、見人說話嘴不甜、做事慢吞吞……然後擔憂的說：這樣下去該如何是好？

在父母捲起袖子想幫孩子解決問題前，也許父母可以慢下來，先問問自己：是否一直看見孩子的「不好」？除了孩子以外，面對自己和其他人，是否也有發現「不好」的習慣？有沒有可能自己的差評不一定是最客觀公正的？自己認為的「不好」真的有那麼不好嗎？與其說是孩子「不好」，不如更準確的說，是自己內心有對「孩子好」的強烈渴望和期待？

孩子沒有那麼差

父母對孩子有期待，本身不是壞事，也不可避免。然而值得注意的是，很多父母雖然對孩子抱有太高的期待，卻不承認。不是父母有意撒謊，而是真的沒有意識到。背後主要有兩個原因：

第一個原因是：初為父母時，會期待世界上所有的美好事物都發生在孩子身上，因為孩子的人生旅程才剛開始。隨著時間的推移，孩子的才能、身心素質逐漸呈現。當孩子展現出特點時，父母會開始用這些詞語描述孩子：好動、膽小、愛哭、愛笑、怕生、聽話、反抗等。就是他在表達自己：這是我，和你不同。

這時，父母不能停留在無限期待中，要睜大眼睛，看到孩子的特點。在相處中，抱著尊重他的個性、觀察他的面貌，父母就會自然而然的看到他的特點。

很多父母無法以觀察者的心態對待孩子，因為父母很容易和孩子發生摩擦甚至衝突，那這些父母如何看到孩子的特點？即使再聽話的孩子，也一定會有不聽話的時候，每次起摩擦時，父母對孩子的期待與真實情況會有落差，讓父母感到失望、不滿。這些情緒向父母發出信號：觸碰到孩子的特點與父母期望之間的界限了。只有看到孩子的特點，才能根據他的特點，找到和他互動效果比較好的方法。例如，有的孩子在壓力下會不知所措，有的孩子卻喜歡激將法。

父母要提醒自己，只要肯琢磨，就能看到孩子的特點，又看到自己的期待。例如，看不慣孩子見人不打招呼時，代表自己期待孩子懂禮貌；受不了孩子拖拖拉拉時，說代表自己期待孩子動作快、守時。每次看到孩子的「不好」，就反射出自己內心的期待。

有些期待當然可以保留，但也可以開始調整。父母會確實的體會到，孩子不會完全按照自己所想的活著。他有他想要的、不想要的、做不到的。孩子不合父母意時，父母可以從中學到許多，更深入的了解孩子，也更深入的了解自己。

父母沒有意識到自己有期待，背後第二個原因是：偷換了概念。如果問父母：「你對孩子有什麼期待？」父母容易說自己最看重的底線，像是「我不求什麼，只希望他健康」，或「做人做事至少要像模像樣」。這些回答中，都包含「不求什麼，只希望……」或「至少……」。此時預設了一個大前提：別的得不到，那我至少要什麼。

然而在生活中，幾乎不會有人會時時刻刻提醒自己：「這我可以不要、那可以不要，這些都不是非得要的。」相反的，經常是「事事都重要」。像是「既然別的孩子可以，為什麼我的孩子不行？不要求他，怎麼知道他做不做得到？」因此才會出現，當父母被問及對孩子有什麼期待時，他們覺得「我沒有什麼高期待」；但另一方面，在每天的生活中，又隨處可見對孩子有各種要求。

父母不可避免的會對孩子產生期待。而重要的是，父母要知道自己有哪些期待。此時不妨拿起紙和筆，思考以下的問題：首先，你對孩子有什麼期待？想到什麼寫什麼，不去修改，自由表達。都寫下來後，思考這些對孩子來說公平嗎？實現的可能性大嗎？非要不可嗎？是孩子自己想要的嗎？這些期待之間有沒有自相矛盾的地方？最後篩選一下：哪些可以放寬？哪些可以放棄？對於可以放寬的，放寬到什麼程度？如何提醒自己放寬？對於可以放棄的，要如何調整自己，才能真正做到放棄？

將這些問題梳理一遍，已經不容易，然而還需要不只一遍。因為有些期待，可能要等孩子到一定年齡、一定經歷時，父母才會意識到，所以須隨著孩子的成長階段來重新檢視。

前面內容的重點是，也許孩子沒那麼差，而是父母的期待很高；後面則會提到，作為父母，內心的期待是否有自相矛盾之處。

對孩子的期待與不滿，是否互相矛盾

父母是否有類似的經歷：孩子在演講或辯論比賽上口若懸河，父母感到欣慰自豪。孩子和自己據理力爭，則認為孩子是「頂嘴、狡辯」；嫌孩子面對困難時不夠意志堅強，有時卻受不了他堅持己見；希望孩子在父母一瞪眼時就識相、收斂，卻希望他面對他人時不當軟柿子；要求孩子打電動「輸了就關機」，但又教育他面對考試低分，要知難而進，越挫越勇。

並不是說孩子和父母吵架、撒謊、不聽勸等行為是對的。只是藉以上例子，來幫助我們察覺到為人父母最難意識到的矛盾。我從以下幾個方面來介紹：

第一，父母生氣的背後，其實展現了孩子的某種能力，包括語言、思維、行動等。例如，力氣變大、速度更快、詞彙量增加、使用電子產品、能閱讀、個性越來越鮮明，或會推理、假設、抗議、堅持等。

第二，父母為孩子沒有能力而煩惱，也為有能力而煩惱。如果孩子不發育，那父母該多焦慮。然而，當孩子發育、能力提升了，父母也常陷入新的煩惱中，因為孩子越來越不容易管束了。畢竟孩子發展不受管教，也是父母莫大的恐懼。

第三，父母對孩子的期待有自相矛盾之處，讓自己心煩的和開心的背後，其實是同一個能力。例如辯論比賽得獎是爭光，和父母辯論則是添麻煩。同一個能力有時歡喜有時憂——同一個能力，有時是父母想要的，有的話父母會很滿意、開心：「不愧是我的孩子！」沒有的話父母會很著急、害怕：「別的孩子都可以，為什麼我的孩子做不到？」然而，有時是父母不想要的，遇到時父母會生氣。

我是當了媽媽、孩子六個月大的時候，開始產生這個感悟。我的孩子生性活潑，喜歡到處聽、到處看，我覺得這樣很好。然而，我經常因此被他打擾，例如我看書時他也要湊過來「看」（撕）書，我用電腦時他也要過來「打」鍵盤，搞得我什麼也做不了，心想：「你就不能靜靜的自己發呆嗎？」

當我把這兩個心情聯繫在一起，我頓時愣住了。我發現我喜歡跟不喜歡的，都是他的好奇心。我領悟到這一點，那我還會不會對孩子感到心煩？會。但頻率可能會低一點。我不是用育兒道理壓抑自己的情緒，而是由於這個領悟，自然而然的區分，「我煩的是孩子的能力，在此刻的表現恰好是不符合我的意願的」；會自然而然的欣賞，「他的能力本身是我希望他具備的，是我為之驕傲喜悅的」；以及，會自然而然的合理期待，「他具備了這個能力，就註定他有時會表現出合我意的行為，有時會表現出不合我意的行為」。

第四，父母如果不察覺矛盾，會暗中希求一條「出路」，那就是，他的能力只在父母認可的情境中表達出來。孩子面對世界要上天入地、十八般武藝，但面對父母就突然武功全廢；面對世界是沖天豪氣，但面對父母自願自廢功力；面對世界可以有點使壞，但面對父母要乖巧。

第五，父母有沒有意識到，以上希望實現的可能性有多大？如果可能性極小，父母可以選擇繼續希望，但必須提醒自己，自願走上一條九九%的可能性會失望的路。而踏在這條路上，會把你搞得糾結錯亂、精疲力竭，也會把孩子搞得無所適從、有撕裂感。父母也可以選擇停止這個念想，如同叫孩子停止使用平板電腦一樣——「現在就停！」但如果父母說：「怎麼可能說停就停得了？」那也許父母也能理解孩子為什麼不能說停就停。大家都做不到，都有局限和無奈。父母怎麼選擇都行，但至少要清楚自己的選擇和後果。從一開始，內心比較明白，會減少不實際的期待、不必要的懊惱、不公正的遷怒。我想要的和不想要的，往往是同源同體、一個硬幣的兩面。

所以，有時煩惱的原因，並不是孩子不好，而是自己有自相矛盾之處。意識到這一點，也許就會對孩子少一些不滿和強迫。事情剛發生的當下可不可以還是有一點心煩？當然可以。然而要不要很心煩？並不需要。父母希望孩子有能力，但能力都用來順父母的意，而不是反駁父母——父母可以問問自己：容易做到嗎？自己況且都做不到不和自己對著幹，又怎麼能指望另一個人，對吧？那要不要引導？要。引導是一個好的心態。引導，就意味著父母看到了這一前提——孩子有東西可以被引導。另外，孩子有能力，但能力可以用來做對人對己有益的事，也可以做有害的事，所以父母要引導。父母肯定孩子有可以引導的能力，而不是斷裂性的硬切成兩段：他哪裡不好。他再不好的表現，背後都是某種能力。是能力，就可以表現成父母喜歡的或不喜歡的。是能力，就值得被肯定。是能力，父母就有機會引導。

如果父母察覺「我認為不好的，是否真的有那麼不好」，和「我內心的期待，是否有自相矛盾之處」，就會發現孩子似乎也沒有那麼多問題。須處理的問題變少了，便能將目光聚焦在真正的問題上。

從「批評」改為「詢問」

父母幫孩子增加改善問題的行為的第二步，是幫孩子意識到「有問題」，並了解「具體是什麼問題」。傳統提倡的「棍棒教育」是透過批評來指出問題。很多人都在批評中長大，也習慣了透過被批評來學習。然而，在我有限的心理學臨床、研究和個人成長的過程中，我對批評有一些反思。

批評，主要是發洩自己的情緒，而不是回應對方（要幫助的人）的需求。就這一點而言，如果目的是幫助人，批評其實是在分散焦點。其次，批評會阻礙人的成長和學習。學習的發生，需要當事人感到安全和好奇。而批評會帶來的連鎖心理反應是：受驚、後退。當事人得花時間和力氣移除障礙後，才能回來學習。從這個意義上來說，批評會讓人走彎路。此外，雖然批評可以督促人進步，但批評並非不可替代，而且某些替代方法效果更好、傷害更小。所以父母既然想幫孩子，何必採取「批評」的方式？

那麼如果不批評，父母可以怎麼做？可以示範、詢問、分析、引導、協商、交流情感等。接下來，我透過兩個案例來著重談如何用詢問、分析來代替批評。

第一個例子中，一位家長收到班導師傳來的照片：孩子上課打瞌睡。這位家長的第一反應是批評孩子，但孩子火氣也很大，在爭執中不歡而散。批評並沒有幫孩子改變。如果不批評，那可以怎麼做？

首先，父母從理解孩子的角度出發，放下成見，多角度蒐集資訊：在日復一日的學習下，身體疲倦很正常；孩子容易分心，是否存在過動症的障礙，而不是孩子有意不遵守紀律？被師長批評的行為，想克服卻沒有辦法克服，孩子是否也感到自卑和沮喪？

在理解的基礎上，父母和孩子一起並肩作戰找策略。孩子不是敵人，真正的敵人是「想睡」。父母可以溫和的詢問孩子：「你在什麼情況下會想睡？你能想出什麼方法來對抗？」並一起討論，最後總結出幾點方法，包括少吃一點早餐、想睡時喝幾口冷水、下課時活動幾分鐘等。

不久之後，家長又收到班導師傳來的照片：孩子站在教室後面，還背對著講臺，家長對此感到失望、生氣。然而這次家長沒有急著批評，而是先問孩子發生什麼事。原來孩子想睡，問老師是否能站著聽課，於是站到了教室後面。之所以背對著講臺，是因為他正在記筆記。

第二個例子是一個成績很好的學生，被選去上課外資優班。就能力而言，她有希望參加競賽獲獎，但她就是不想去上課外班。一想到要去，就胸悶、頭暈；但不去，又影響學業上的加分機會，進退兩難。當父母批評她時，她也很認同父母的批評，但就是做不到，因此對自己懊惱不已，甚至做出傷害自己的行為來自我懲罰。

當父母從批評變成詢問，發現一件重要的細節。她究竟為什麼不願意去上課外班？究竟是什麼最令她焦慮？原來是因為她不喜歡進入一個新的課堂，經歷誰都不認識的尷尬。如果她在課堂上發言了，馬上會覺得舒暢很多，因為她透過發言讓自己被認識了，儘管她還不認識別人，但別人認識她了，她覺得這樣就不那麼尷尬了。

面談後的那一週，她去課外班，一開始就找機會發言了一次，果然達到預期的效果。孩子很興奮的報告心境的改變：「沒想到就這麼簡單！」這樣就知道以後可以怎麼做了。雖然每次去上新的課，仍會焦慮退縮，但她只需要一點點意志力，逼自己去上課、在上課時發言，後面就不需要用多少意志力再強迫自己。

簡．尼爾森在《溫和且堅定的正向教養》中強調，作為教育者，我們不必直接告訴孩子發生了什麼、應該做什麼。相反的，**提出好奇性的問題，詢問孩子**：剛才發生了什麼？你覺得什麼導致它發生？你有什麼辦法來解決問題？從中你學到了什麼？在開放性問題的引導下，孩子獲得敘事與思考的機會，學習也自然而然的在這個過程中發生。

詢問，不止步於被問者告訴詢問者已知的資訊，而是藉由問題引發被問者的回顧與思考，從而兩人一同挖掘出之前沒意識到的資訊，令雙方都受到啟發。不是從「應該」出發提要求、定目標，而是透過聚焦問題的發生原因和發展過程，找到改善問題的方法。

不「提要求」，而是「教方法」

電視上偶爾會報導兒童和青少年的自殺悲劇。事發之後，輿論有兩派：有人同情父母、指責孩子心理素質差；有人同情孩子、指責父母逼孩子走上絕路。

我認為，應該探討第三條路：教孩子確實可行的改善問題的方法。每個悲劇都是獨特的，我們不知道究竟發生了什麼，以及孩子過去成長經歷如何。然而我相信，所有自殺和企圖自殺的兒童和青少年，在行動之前，必定有許多努力與掙扎。他們知道自己在學習、人際、性格或與父母的關係方面有問題，一路以來，許多人有意無意的以各種方式讓他們知道。他們只想聽不見、看不見、忘掉它，但就是擺脫不掉。

從所謂的「壞學生」到「中等生」，甚至「好學生」，都知道「我有問題、我不夠好」。然而孩子不知道什麼？他們不知道怎麼做才會更好。

大家有沒有過這種經歷：我也不想婆媳關係不好，但就是不好；我也不想和父母見面就吵架，但就是這麼尷尬；我也不想總是減肥失敗，但就是做不到少吃多動；我也想升職、加薪，但就是無法像別人那樣順利；我也想自信一點，但就是難以變得有自信……如果我們都有過這種「我也想／不想，但……」的經歷，那麼，我們就能理解孩子的無力感。他也不想「有問題、不夠好」。

小時候，經常聽老師或家長說某位同學是「壞學生」。在班級裡，好學生和壞學生的「階級」區分很明顯。然而後來我出國留學時，明白了一件寶貴的事：所謂成績好和不好的學生之間並非涇渭分明。成績不好的學生往往不是一開始就不想學習，而是出於各種原因錯過學懂的機會，到後來想學都深感無能為力。靠自己沒有辦法學懂，會感到急躁，有的學生會一直努力找出路，但有的學生會被其他事轉移注意力。

這背後是雖細微但常見的心境：我不是立志要「不好」，而是本來是想變「好」，但我遇到困難，也不知道怎麼表達，所以無法求助，而我身邊也沒有人看出來我遇到什麼困難，拉我一把渡過難關，於是我卡在這裡，著急、挫敗、不知所措，並開始躲避相同的困難，形成惡性循環。

如果我被拉了一把、渡過了這一關，下一關我就又有興趣、有鬥志，此時有信心了，哪怕難都沒關係。但如果沒有被拉一把、渡過這一關，那下一關，要我像成功的同學一樣有鬥志，有可能嗎？然後，再下一關？再再下一關？討厭、害怕學習的「畏難」，是一磚一瓦建成的。

例如，不清楚英語中的介詞使用方法，那麼只要遇到相關問題，就會害怕、想逃，想到「我肯定又考不好」。想幫孩子，就得找到他確切的困難在哪裡。

父母可以先問自己：「孩子有哪些困難？我有方法嗎？我真的懂嗎？」可能未必。這讓父母先冷靜。其次問自己：「我對孩子說的話，對他有幫助嗎？」父母要做的不是罵、生氣，或表達失望。我在工作中發現，其實不須再罵孩子了。因為他都知道，他也這樣罵自己，只是父母不知道孩子其實很自責，因為孩子隱藏得很好。

關鍵是教方法。方法不是「你不要」、「你應該」，例如「不許考不及格」，但怎麼做才能避免考不及格？沒說。這只是提要求，如果說「要努力學習」是不是教方法？也不是。依然只是提要求。「努力」和「學習」是兩個抽象的詞語，很多孩子都說要努力學習，但不知道從哪裡入手。

要搞清楚怎麼努力學習，要先搞清楚為什麼不學習。是因為不喜歡學校？那為什麼不喜歡學校？是因為哪門課、哪個老師，還是哪些同學？如果是因為考不好所以不學習，那為什麼考不好？是因為題目看不懂、考試緊張得大腦空白？每個原因都不同，對策也不同，需要有人幫他找原因、制定對策。做到這些才是教方法給孩子。

孩子需要有人幫他識別問題、提供幫助。所謂識別問題，是看清楚孩子缺什麼、卡在哪裡。如果父母能識別問題，即使不能提供相應的幫助，也可以從外界更廣闊的資源中，尋找可以幫孩子的人、事或物。即使父母不能識別問題，也沒有關係，但要盡量避免以「我知道你的問題」的心態來訓人，硬要孩子按照不符合他情況的建議去做。

改善問題的六步驟

問題改善往往是反覆的過程。在此我以改善孩子沉迷手機遊戲為例，談一談孩子其實希望父母怎麼幫他、父母如何面對。

沉迷手機遊戲是我經常被提問的問題。不少家長擔心，在別人家孩子爭分奪秒學習時，自己孩子的心思都放在遊戲上，想知道怎麼做才能幫他把心收回來。有些家長則是覺得孩子不斷的在遊戲中找成就感，在現實學習中卻越來越畏難。沉迷手機遊戲在當下十分普遍，也是憂鬱孩子常見的行為。而關於如何跟孩子溝通，具體做法取決於孩子的年齡或個性、親子關係。

我提供一個通用的思路供大家參考。過程中哪一步如果做不到，先別勉強。

第一步，**父母先深呼吸幾次，讓自己靜下來**。把對孩子的埋怨、對現狀的著急、對未來的擔心，暫時放一邊。

第二步，**父母反思是否存在偏見**、是否能接受適度玩遊戲的好處：首先，有樂趣；其次，和朋友一起玩，能增進社交；最後，對手眼協調、解決問題、情緒管理都有幫助。只有不對遊戲貼上負面標籤，才能避免在和孩子溝通時，流露出貶低和敵意。

此外，父母也可以反思，自己在自我管理上做得怎麼樣？有沒有很痴迷某件事（例如打電動、看影片）？如果自己很自律，那是如何養成的？這個經驗也許（記住，一定是「也許」，因為孩子畢竟不是你）可以啟發孩子；但如果意識到自己也沒有那麼自律，那麼是否可以發現要求孩子的，自己卻做不到？基於自律時遇到的困難，是否能對孩子將心比心，減少不公平的期待和要求？

第三步，**父母從人性的角度，理解孩子的心態**：父母可以分享，上學時哪個科目成績好，能更有熱忱的學，成績就更好，老師也喜歡我；或哪個科目成績不好，和老師的關係也彆扭，所以每次上到這門課就沒興趣，作業也不想做，這門課成績也就很難提高。

分享自己的經歷後，可以進一步連結到孩子身上。例如：「你現在學的很多內容很難，要是換作我，我可以想像如果我努力了還不明白，我會忍不住感到煩躁和氣餒。這種情況下，人可能會覺得，那我還不如找其他事分散一下注意力。而手機遊戲就很好用，努力一下就能得分，不像學習，學了很久也看不到進步。如果學習上的挫敗感，可以被玩遊戲勝利的喜悅給沖淡，我想換作我，可能也會這麼做。」

然而，說這番話有一個很重要的前提——得是發自內心的，而不是為了說而說。如果是違心的話，孩子一眼就會看穿。有些家長自己就是學霸、自律，也很能吃苦。所以對於這些家長，他會覺得「換作我，我不會那樣做，我會主動交出手機，避免被分散注意力」。如果是這樣，父母就先不要勉強自己，說能理解孩子為何沉迷於手機遊戲。

此時父母需要重視人性的局限：如上所言，在努力了很久後未能如願，感到挫敗時，人可能會渴望找到一些轉移注意力的東西來調劑心情。手機遊戲又方便又能達到這些目的，孩子當然會去玩。人都是趨利避害的。在這裡，「害」就是學習的頭疼，「利」就是遊戲打贏了的開心。不要求家長達到真心的說出「換作我也會這樣」的境界，但至少需要理解人是會這樣的。當父母理解人性，才不會以排斥和嫌棄的心情面對孩子。

在前三步的基礎上，才有第四步，**肯定孩子**。這步更難，因為如果父母的心在一開始沒有靜下來、反思自我管理的狀態，也沒有理解人性，那父母就容易覺得「孩子太不像我了，太不應該了」，只會否定和批評，怎麼可能肯定孩子？

透過前三步找到感覺後，父母可以進行第四步，用屬於自己的語言，把以下的意思講給孩子聽。重點是要真誠。

如果是我，我可能會說：「你的遊戲我不太懂，但我相信，你玩得好代表你專注力強、反應快，這都是優點。你的學習我也不太懂，但我相信你對現在的成績也還不太滿意，希望能更好。學習雖然沒讓你感到開心但你也沒有放棄，這是非常值得肯定的。」既肯定玩手機遊戲的優點，又表達對孩子的信任，肯定他仍然想做到更好。

在肯定孩子後，父母可以深入詢問：「你是否感覺有點無助？目前還沒有人能提供給你最需要的幫助，是嗎？」有的家長可能會質疑：「班上有那麼多孩子，怎麼就有的孩子成績好？學校那麼多的好資源，怎麼就有孩子會自己爭取、問老師問題？可是我的孩子就不會尋求幫助。」現實是，對於孩子來講，不管出於什麼原因，性格也好，習慣也罷，他現在就是卡住了。一般而言，誰不希望成績更好？但找不到感覺和方法。如果只給孩子壓力，只會增加孩子的孤獨和焦慮。當父母詢問孩子是不是沒有人能提供最需要的幫助時，孩子感到被體諒和關心，而不再批評責怪。

緊接著可以表達：「也許你知道什麼是你最需要的幫助，如果你知道的話，我很想聽你說。如果你還不清楚，那也沒有關係，這不是你的錯，我們可以一起想辦法。」這直接呼應了前面說的，孩子可能感到無助，沒人可以給他幫助。當父母對孩子說「一起想辦法」，就讓父母和孩子站在同一邊。

第五步是**觀察聆聽**。在前面做這麼多步後，孩子已經比較願意和父母交流。

如果他跟父母抱怨各種學習上的困難、哪個老師不好、哪個同學煩人，父母就先聆聽，切勿挑剔和心急。因為一心急，就會不由自主的責怪孩子，說「你怎麼總是看別人不順眼」、「你應該多反思自己」。雖然這些道理都對，但是對的道理在不對的時候會不利於溝通。就像自己在職場上遇到不順心的事，和別人傾訴，但別人說「你這事沒什麼，很正常，大家都這樣」。雖然有道理，但不是滋味。父母可以透過孩子的抱怨，了解到從他的視角看到的世界是什麼樣子。雖然這些資訊對於「少玩遊戲」沒有直接的幫助，但先聽進心裡，以後在引導孩子時一定用得上。

最後一步是**共同商量解決辦法**。例如，父母跟孩子說：「如果說你不用考試也不用升學了，那麼現在誰都不用逼你學習了。然而，升學考試是我們避不開的一道坎，我們承認學習很辛苦，一般人都不喜歡這個感覺。而手機遊戲可以分散注意力，還能讓人感受到成功的小喜悅，本身並不是一件壞事，重點是時間管理。」父母提出這個方案，其實是告訴孩子：我沒有看你不順眼，也沒有要剝奪你的快樂。相反的，你覺得有趣的東西，我會幫你保留下來，因為我希望你開心。不把手機遊戲當作敵人，而是學習的幫手，幫助調適學習的壓力與疲勞。如果這樣溝通，很多孩子可以理解。他們更看重的是父母的態度。

共同商量解決辦法的過程中，會不斷出現詢問和聆聽。例如，問孩子喜歡在什麼時間玩遊戲？一次玩多久？關於現在的學習任務（不管是學校、家長，還是孩子給自己的），他覺得必須完成的量是多少？每天哪些時段，讀書效率最高？父母和孩子蒐集這些資訊後，一起制定時間表，讓玩耍和學習保持平衡。然後鼓勵孩子，說出這個計畫執行起來有什麼困難，進一步和他一起想辦法。

共同商量解決辦法的過程中，也需要不斷感同身受。因為父母可能會聽到不想聽的話，例如，孩子說「不想學了」、「玩遊戲停不下來」。這時候，一定要沉住氣，提醒自己要開心——因為孩子敢和自己說真話。可以想想自己是不是也有明知道應該做，卻不想做或做不到的時候。父母可以回應孩子：「要是能永遠不學習、不工作、成天玩，那該有多好。」他可能會說：「經常玩遊戲也是會煩的。」「那煩的時候看看書，會更煩嗎？有沒有讀了不煩的書？」孩子可能會說：「有時候歷史書還行。」

重點是，心平氣和的引導孩子，而心平氣和又回到了第一步。所以這六步之間既有階段性，又具有流動性，前面的做好了才能做後面的，後面的做了一會兒又須回頭重複前面的。

當父母在這六步之間往返，充分感同身受後，有時會達成一個共識：孩子的自制力暫時不夠。怎麼辦？就用外力彌補。面對手機遊戲，先嘗試自控，如果做不到，也可以在環境中增加控制的助力。例如，晚上十點後全家禁止用手機。關鍵是，如果出於「你不好，所以我懲罰你」的原因這麼做，就會讓孩子想反抗；只有出於「你遇到困難，不知道如何改變，所以我和你來找別的辦法」的心態，父母的和孩子才能站在同一陣線。這裡僅以手機遊戲為例，其他問題可參考上述六步驟來改善。

父母眼中的有些問題，之所以成為問題，是因為父母追求完美。但完美有時不近人情、令人痛苦。當父母經常反問自己：「我認為不好的，真的有那麼不好嗎？我內心的期待是否有矛盾之處？」父母會發現孩子似乎也沒有那麼多問題。雜音的減少有助於凸顯重要的音律。眼中的問題沒那麼多了，恰恰能讓父母更清晰的認識到孩子真正急需改善的問題。孩子和父母一樣希望改善問題，只是一時孑然無助，他不需要父母提醒他沒做到，而是需要得到尊嚴和引導。

孩子是憂鬱，還是不開心？

1. 思考以前孩子讓你心煩生氣的言行，是否來自你的需求、焦慮、完美主義？如果是，請有意識的調整。
2. 思考孩子讓你心煩生氣的言行，展現了孩子的哪些能力？下次發生這些言行的時候，**練習不急著批評，而是先肯定能力，**再用正面態度分析細節。把一次練習的過程記錄下來。

⑩ 提升孩子的自我價值感

我的父母告訴我：「不論妳發生什麼事，我們都愛妳，因為妳是我們的女兒。」我很討厭這個說法。因為好像他們只是因為我是他們的女兒所以才愛我，不是因為我這個人而愛我。也是，他們並不認識我，所以也不可能因為我這個人而愛我。

——來訪者

自我價值感是關於「我值不值得被愛與被尊重」的內在感受。雖然對外取得成績可以提升自我價值感，然而，成就斐然卻自我價值感低的學生仍大有人在。纍纍碩果未必能消除「不配」的自卑感，或安撫「將被戳穿」的冒名頂替症候群（imposter syndrome），甚至無法止息自我破壞（self-sabotage）的衝動。因此，自我價值感追根究柢是相對獨立於成敗得失的相對穩定的內在感受。在第一章中談到，憂鬱症在自我態度上的症狀是，認為自己無趣、不如人、不值得被愛。自我價值感低，不僅會影響憂鬱症，且為事業、感情、生活各方面設置「天花板」，阻礙發展。

關於提升自我價值感，離不開以下這五點，第一個是**自我認知**。**兒童和青少年在很大程度上，是透過周圍對他們的認識來認識自己**。因此父母要願意認識你的孩子。

很多父母會遇到這個問題：孩子進入青春期後與父母疏遠，怎麼樣才能讓孩子多和父母交流？每當此時，我會請父母先慢下來，坦誠的問自己：我為什麼想要交流？

有一種可能是，父母能更容易「掌握」他的現狀，確保他沒有且不會偏離軌道。這聽起來好像很刺耳，但事實上，每個人都想追求確定感，覺得人和事可了解、可預料、可掌控。所以，如果孩子什麼話都對父母說，父母對他很了解，父母就會有一份踏實感。這是人之常情。

另一種可能是，父母真的很想和自己的孩子產生連結，甚至，哪怕這個人不是我的孩子，只是新認識的一個人，我也覺得他很有趣，有一些吸引我的特徵，對孩子有好奇心，很想跟他多接觸。

以上的兩種動機不同。如果動機是「希望對方凡事都跟我講，這樣我心裡會感到踏實」的話，這種心態會影響到親子之間的互動方式。因為父母的動機是想控制孩子，孩子恐怕會覺得沒有空間，因此想拉開距離。客觀來看，孩子對他以外的人能說「不」、調整距離、保護自我空間，其實是孩子有邊界的表現，也是孩子步入社會後須具備的能力。

如果動機是「想和自己的孩子產生連結」的話，那最大的挑戰在哪裡？是問自己，準備好了嗎？準備好去發現，這個生命和自己不同。有時孩子的不同令父母難以接受，例如：「我這麼自律、上進，孩子怎麼會慢吞吞的，也承受不了壓力？明明是我生的，怎麼跟我這麼不一樣？」一旦掉進情緒旋渦裡，就很難發現孩子的好。難以欣賞到孩子很溫柔、很隨和，相處起來不會帶給別人壓力感，而這些特點未嘗不是有助於孩子步入社會的特質。所以重點是，是否準備好睜大眼睛去發現，並且在發現時，避免掉進情緒旋渦裡。

父母成了「最愛孩子的仇人」

我的一位來訪者曾說：「我的父母告訴我：『不論妳發生什麼事，我們都愛妳，因為妳是我們的女兒。』我很討厭這個說法。因為好像他們只是因為我是他們的女兒所以才愛我，不是因為我這個人而愛我。也是，他們並不認識我，所以也不可能因為我這個人而愛我。」雖然出於某種重要關係而在乎一個人，是人之常情，但這位來訪者的心聲也值得重視，它道出了我們對被認識的渴望。認識人，是一個特權。不是所有人都會讓自己被你認識。人願意被你認識，是願意信任你。得到信任，是一件特殊而寶貴的事。信任人，不易發生；認識人，也不常有。常聽到父母遺憾的說，孩子把自己包裹得很緊，不對他們敞開心扉。什麼情況下，一個人會竭盡全力不被認識？也許是當他知道真實的自己具有他人沒有準備好認識的地方。他知道他有一個人設——是他人希望看到的樣子，也是他多數情況下可以呈現的樣子。離開這個人設，身邊的人會反感，有淚有痛，精疲力竭。對誰都沒有「好處」。因此何必不在語言、行為、思想的某個或多個層面隱藏自己？

我偶爾會聽到父母說，孩子不對他們敞開心扉、隱藏自己。也許是因為他們認為暴露自己是危險的。事實上，身邊的人對他的要求越高，他就越有可能覺得必須經常表現出與要求、期待相匹配的言行舉止，而把不相匹配的部分深藏。因此父母要察覺和處理對孩子的期待，此外，還要察覺和處理孩子對父母的怨恨。

有沒有聽孩子說過「我恨你」、「我討厭你」甚至「我要殺了你」？其實對於兒童來說，這並不罕見。那是孩子在生氣，用有限的語言表達他的內心。他在請求父母認識他，認識他的需要。隨著孩子長大，不說極端的氣話了，是因為不生氣了，還是學會了不說？因為社會化的過程，教育孩子有些話不能說，例如殺人；有些矛盾不能暴露，例如恨人。所以孩子不說了。然而內心的感受是消散，還是繼續累積？

日積月累，站在孩子的角度來看，父母成了「最愛我的仇人」；站在父母的角度來看，孩子成了「最熟悉的陌生人」。陌生，可以陌生到什麼地步？一年見一、兩次面？打電話講五分鐘？每次說出同樣的問題、同樣的回答？你不知道他現在喜歡、討厭什麼。你不知道他現在追求、煩惱什麼。你不知道他現在做什麼、想什麼。父母做好準備結束陌生的狀態了嗎？父母做好準備認識孩子了嗎？

如果我們很想了解一個人，會怎麼做？第一步，我們有一個鮮明的意識——

我不知道這個人怎麼樣。第一步，睜大眼睛觀察他，捕捉細節。第三步，花時間多接觸。第四步，繼續接觸，重複第二步。第五步，修正對他的了解。第六步，重複第三到第五步。

父母有時第一步就掉進坑裡了。可能因為父母沒有想過：「我不了解孩子，孩子每天都在成長、在變化，我對他的認識要不斷更新，才跟得上他真實的現狀。」例如，小時候愛吃的餐點，長大可能不愛吃了，但孩子一回家就看到桌上準備了一盤。孩子是什麼感受？孩子知道父母想讓自己開心，但已經不喜歡了，孩子還會開心嗎？可能會，但開心的原因不是父母意圖中的那個——準備的正是孩子愛吃的，而是因為孩子知道父母有心要迎合自己。然而，這種開心再一次提醒孩子——父母並不了解我。孩子可能大聲嚷嚷：「怎麼又是這道菜，不都和你說過了，我現在在減肥。」孩子生氣，覺得自己反覆說過的話，父母充耳不聞，覺得自己沒被父母尊重。同時，父母也覺得委屈，覺得不被尊重。生活中因為不了解帶來的傷害，就是在不知不覺中累積的。

也許，父母覺得「我越來越不認識的孩子」是不好的。然而，父母做好「今天我就開始認識孩子」的心理準備了嗎？例如：

- 「我恨你和我爸（媽）離婚，你知道嗎？」
- 「等我獨立賺錢了就不想和你扯上關係，你想知道為什麼嗎？」
- 「別逼我選商學院，我想學考古學，你同意嗎？」
- 「我是同性戀，你能接受嗎？」
- 「你那句話你都不記得了，但傷透了我的心，你能想起來嗎？」
- 「我一直努力想要掙脫你們的束縛，你能不生氣的聽我說嗎？」

認識人，需要做好心理準備。因為你不知道你認識到的是什麼，當你願意面對一切你認識到的，才是認識人的開端。

第一個心理準備：父母不一定會喜歡聽到的內容。可能對自己而言無足輕重，甚至有些反感，或是惱怒、失望、擔憂。例如，孩子正在嘗試父母不同意他嘗試的事；而父母覺得最重要的事，他壓根不在乎。然而，如果你的孩子說出你覺得不重要、沒道理的事，也請務必先珍惜，珍惜他告訴了你，不要讓批評性情緒這麼快跳出來，阻礙你們的溝通。

第二個心理準備：孩子會變，可能讓父母感到陌生。父母有時會覺得：「因為我養育了他，那我當然了解他。」然而，事實是你不一定了解孩子，哪怕朝夕相處。

第三個心理準備：恐怕不知道怎麼做才能幫到他。然而，沒關係。事實上，不知道怎麼幫他，好過拒絕承認你幫不到、假裝知道怎麼幫，或提出不符合他實際情況的建議，卻硬要他照做。當孩子所需的幫助超出了你的經驗、能力範疇，他們有時會充滿動力，想靠自己走出困境。你雖然不知道怎麼幫，但你可以給予溫暖的陪伴——千萬別低估陪伴的正面力量。認識人，還須承擔情緒後果。因為認識人，會發現真實。發現不會總是晴空萬里，也可能是晴天霹靂。這時，父母怎麼做？火冒三丈、哭泣、打罵？還是努力克制、用心、有效的處理？

提升自我價值感的第二個方面是，**建立內在、穩定、正向的自我衡量標準**：哪怕再多人喜歡我，任憑他們如何喜歡，我也知道自己有不足的地方；哪怕再多人罵和嘲笑我，我也知道自己有哪些可貴之處——能做到此，實屬不易，成年人有時也做不到，所以可以理解孩子難做到。兒童和青少年想建立內在、穩定、正向的自我衡量標準，不可能一蹴而就。

關於建立內在的衡量標準，父母可以詢問：「你怎麼看？」鼓勵孩子與內心建立連結，測量情緒的「體溫」。相反的，父母每一次說「你看別人如何」時，其實是在強化外在的、以和他人比較來衡量自我的標準。

父母也須自問，對孩子的態度是否因為他的乖巧程度而上下起伏？此時提到的態度是父母從根本上如何看待孩子。如果父母的態度是穩定的，那麼有助於孩子建立相對穩定的自我認知和態度。如果父母的態度隨著心情、好惡、孩子乖巧程度等因素忽上忽下，無意中影響孩子的自我感覺也會時好時壞。關於建立正向的衡量標準，父母還應當留意孩子和他人所展現的寶貴特質，多發現、多肯定。比如，在電視劇、電影、球賽、新聞中，當父母看到堅持不放棄的韌勁、體諒他人感受的善良和反應敏捷的機智時，要發自內心的稱讚。如果孩子也有類似的特質，父母可以熱情的補充一句：「像你一樣！」從小做起，這些細節將潤物細無聲般改變孩子的觀念。

在不可避免的與他人比較的風浪洗禮中，孩子一定會被打溼甚至打倒，但父母幫助他們建立起來的內在穩定正向的自我衡量標準，可以幫他們更好的修復和成長。

父母用擔心表達愛，孩子容易失去信心

提升自我價值感的第三個方面是，**建立健康的自信和自我欣賞**。

孩子對自己的態度，往往受到周遭對自己的態度的影響。當父母希望孩子更有自信，不須強調「你要有自信，不要自卑」，因為首先這是做不到的，人做不到說自信就自信。不僅如此，當有人尤其是自己的父母對你說「你要自信，不要自卑」時，其實是暗指孩子有自卑的問題，這樣的表達恰恰是在降低自信，與想要孩子自信的目標是背道而馳的。因此，父母須先問自己：是自然而然的對孩子流露出「你真好」嗎？還是透過眼神、語言、肢體，經常告訴孩子「你這樣怎麼辦？太讓人擔心了」。也就是說，父母想要的目標和自己的栽培方式，是否一致？父母想要的是孩子自信，栽培方式有給孩子自信的理由、素材和證據嗎？只有每一次父母對孩子優點做出肯定，才是在給孩子自信的理由、素材和證據，是在強化正向的自我衡量標準。以下我分享兩個中國留學生的故事。

二〇二〇年夏天，一名十四歲的留學生把自己包得嚴嚴實實，不敢吃不敢喝，挺過三十小時的飛行和轉機，最後回到中國。她在飯店隔離時，卻陷入難以自拔

的憂鬱，覺得不被父母理解，每天流淚。如果你是她父母，你想不想幫她？肯定想。而幫一個人的第一步是理解她。

為什麼她終於回國，最後反而變得憂鬱了？讓我們想像一下，她在回國之前經歷了什麼：反覆查看航班動態，一直煩惱著什麼時候能回國；突然確定起飛，忙著收拾行李、處理各種雜事；起飛前一天睡不好；起飛當天，穿戴好防護服、護目鏡、口罩，因擔心被感染而緊張不安；在飛機上時睡也睡不好，長達三十小時神經緊繃的狀態。當她突然到達飯店，緊繃的狀態一下子放鬆了。

大家有沒有過這種經歷——當你特別忙碌之後，終於可以放鬆時，會放鬆得很徹底，從之前不正常的高亢，突然墜入不正常的低落。這解釋了她的憂鬱、疲憊、難過，整天躺在床上連手機都懶得看。

那為什麼她覺得父母不理解她？因為她很想讓爸媽也感受到她的辛苦和不容易，她希望有人陪她像看電影一樣，看她這一路的可圈可點之處，心跟著她揪著，並且讚嘆她能幹、防護做得跟醫護人員一樣周密，為她睜大眼睛、為她點頭、為她驚嘆。她希望她的高亢能有人共鳴。然而她的父母只說「好，你回來了」，如同一部壯烈大片被壓縮成了四個字「你回來了」，讓她感到非常失落。

如果父母了解自己的孩子，就更有可能知道他的需求是什麼。即使不知道也沒關係，在孩子和父母聯繫的時候，父母就努力練習，集中注意力的傾聽他說的話，以及背後的情緒。基於這些，父母就會知道孩子在想什麼、有什麼需求，以及該如何幫助他。

另外一名十八歲的留學生，在美國疫情剛開始時，擔心自己的安全，於是向學校老師介紹有關口罩的文化差異，希望得到校方的理解，允許學生戴口罩，然而最後沒能說服校方。當時在網路上又看到，有人說留學生回國是「添亂」。所以他對我說：「我感到兩邊不討好，國內國外兩頭受歧視。」在這樣失落的心境下，他的父母又不認同他找學校的做法，擔心他給自己找麻煩。

這時，父母該怎麼幫助他？可以客觀的看待孩子，注意到他展現的領導力、先見之明和堅強。擔心傳遞出來的資訊往往是：哎呀，你搞不搞得定啊？我覺得你搞不定！你搞不定那就糟了！父母如果只用擔心來表達愛，這個愛是以低估孩子的能力為代價，讓孩子也對自己失去信心，或者逆反。這個愛是有壓力的，但愛不是只有擔心的成分。比如，談戀愛剛開始時不會就擔心人家吧！而是覺得眼前一亮——「這人真不錯」，是欣賞。那麼父母對孩子的愛，是不是也可以多一點欣賞？多一點眼前一亮——「這孩子真不錯」，多一點被他吸引。這樣的愛，才能給孩子信心。眼前一亮，父母的目光像灌溉植物的水源，照射植物的陽光，滋養植物的養分，傾注在孩子身上。只要父母的目光時時透露「哎喲！我就忍不住看你，就好愛你，你怎麼這麼優秀，這件事好能幹，這地方很特別」，不需要言語，孩子都感受得到他處於充足的陽光雨露之下、充足的愛之中。孩子希望被這樣的目光照見，如同植物向著太陽伸展傾斜。如果父母一開始很難做到用欣賞的態度去看孩子，那麼至少用一種比較平緩的態度對待孩子，但先不要有傷害。

所有人，尤其是孩子，都渴望被關注、被重視、被喜歡。如果父母發自內心欣賞孩子，看他的目光會不一樣。在孩子迷失、憂鬱時，來自父母的目光，會幫他接受自己、發現自己的價值。每次父母發自內心信任和欣賞孩子，都在為孩子培養「我還行」的自我價值感。

問孩子「你會怎麼做」

提升自我價值感的第四個方面是，**提高自我效能感**。

心理學家亞伯特・班度拉（Albert Bandura）將自我效能感，定義為人們對完成任務和達成目標所需能力的信念。高自我效能感的人，認為自己能做到、能做好，因此更容易迎接挑戰，承擔自己的責任。低自我效能感的人則反之，預設自己做不到，躲開挑戰，躲避責任。

從班度拉的社會認知理論（social cognitive theory），到馬丁・塞利格曼的憂鬱習得性無助理論，再到以卡爾・弗里斯頓（Karl Friston）等人為代表的預測處理理論都指出，自我效能感在憂鬱症中起到核心作用，是憂鬱反應的媒介。具體而言，長期心理壓力會導致身心平衡失調和自我效能感降低，而自我效能感低下又會帶給人負面的預期，更容易發生逃避或自我破壞性行為，於是達不到目標，而這樣的結果又證實負面的預期，進一步降低自我效能感，誘發或惡化憂鬱症。

提高自我效能感離不開培養「對自己負責」的意識和能力，因此在有一定保護的情況下，父母應給孩子參與決定的機會。有的父母會把做決定的責任攬到自己身上，但忽略了孩子也有做決定的想法和立場，或低估了孩子也有做決定的能力。如果不逐步培養孩子做決定的能力，不僅不利於孩子培養自我價值感，也容易引發其他問題。例如，父母決定的不是孩子想要的，引起孩子的反抗情緒。

如何給孩子參與決定的機會？如果父母問自己「我該怎麼做」時，不妨提醒自己想想另一個問題：「孩子會怎麼做？」隨著孩子的成長，很多決定可以逐步從「父母該怎麼做」過渡到「孩子會怎麼做」。每次孩子參與討論、影響決策，都是自我效能感提升的時機。

例如，一位高一學生的媽媽，想知道什麼情況下讓孩子參加課外輔導班比較合適。「孩子物理成績不理想，一方面想等她自己調整，另一方面又常感到焦慮，我該怎麼辦？」其實這位媽媽很有心，願意給孩子自我調整的機會。我問：「妳覺得如果是孩子，她會怎麼做？」這位媽媽想了很久：「我不知道。」我說：「**我們不知道就對了。因為我們不是孩子**，要做出恰當的決策，需要的很多資訊只有孩子清楚。**我們可以問問她**。」「怎麼問？」「我們可以讓孩子加入決策過程。例如問孩子關於輔導班的看法、她希望上什麼樣的輔導班，並希望達到什麼目標，以及對輔導班有什麼顧慮等。」

後來，媽媽的確去問孩子：「妳想怎麼做？」一開始，孩子回答：「我不知道。」因為她習慣由媽媽做決定，這時，媽媽**用提問的交談方式來啟發雙方共同思考**。幾天後，她們做出了明確的決定，而且整個過程進行得很愉快。

如果你會因有關孩子的決定而焦慮，與其猜測或憂心忡忡，不如讓孩子也參與。父母不須單方面幫孩子做決定，可以和孩子討論，聽聽孩子的想法，並考慮按照孩子的決定來試試。要注意的是，討論時得真正準備好**從「我該怎麼辦」轉為「你會怎麼辦」**，心態才能客觀。透過提問，和孩子一起蒐集資訊，再挑選出最好的解決方案。父母看似交出權力，其實是在提升孩子的自信和自我價值感。

在了解「孩子會怎麼做」的過程中，如果發現孩子的想法和自己不一樣，那該怎麼辦？在討論的過程中，父母先不要急著說服孩子。

父母可以對孩子說：「我想聽你說說為什麼，你一定有你的原因。」父母要做好準備了解，不去做是非、對錯、好壞的評判，讓孩子感覺到父母希望給他這個舞臺，哪怕我們不認同，但把它作為事實來尊重，並且願意試著去感同身受。孩子感到父母對自己的尊重——**即使不認同我，但仍然重視我**——這對於孩子發展出健康的自我價值感很有幫助。

只要孩子願意說，機會就來了，即了解孩子、提升孩子效能感、增進感情的機會。在孩子表達自己的過程當中，一旦發現他有邏輯、有個性、有長處時，要及時予以肯定。即使不同意他的觀點，仍然可以說「雖然我不認同你這個結論，但你有表達觀點的勇氣，而且你的想法展現出你有觀察和獨立思考的能力」，或「你的表達能力很強，結合例子，講得很生動」，給出具體的正面回饋。這樣不就在幫他提高自我效能感嗎？

當意見不一致時，雙方都把自己的想法和理由陳述出來，互相尊重的討論，既有自己的想法，又不固執己見。如果發現他說的有嚴重偏離事實的地方，父母可以把自己了解的事實講出來。培養孩子的協商能力，其實是在為孩子的將來做準備，孩子有機會先在安全的環境當中，練習如何據理力爭。如果孩子感到自己能力提高了，孩子會更有安全感，更有面對未來的勇氣。在孩子提升能力和自信的同時，父母也有機會看到孩子的成長，彷彿看到孩子長大以後在社會上獨立時的樣子。這如同辛勤養育後看到收成，何嘗不是一份慰藉。

我再分享一個案例。一名國中生想專注於競賽，但父母覺得還是應該先注重培養綜合能力。雙方意見不一致，誰也說服不了誰，爭吵和冷戰之下，家長問：該如何考慮和解決這個問題？透過嘗試上述方法，家長最後同意孩子試一試，用一個學期的時間觀察效果。

一個學期後，發現這個決定還不錯，但更值得一提的是，後來這名學生參加一次重大比賽，出現膽怯的情緒，這時我提醒家長，可以對她說：「還記不記得妳當時選擇競賽，我們勸妳不要這麼做，但妳堅持了妳的想法，也說服了我們，結果妳一路走得很好，遇到今天這個重要的比賽。這確實是一個挑戰，但不要忘了妳擅長迎難而上。」如此一來，在她暫時失去力量的時候，幫她重新和自己內在的力量連結起來了。所以，問「孩子會怎麼做」，讓孩子參與決定，在討論中看到和肯定孩子的閃光點。這種被父母尊重、自主選擇的探險，是孩子人生中很難忘的一件事。

從「被孩子嫌棄」到共同成長

提升孩子自我價值感的第五個方面是，**給孩子當思想領導者的機會，努力縮小代溝**。

諾貝爾經濟學獎得主丹尼爾．康納曼（Daniel Kahneman）的巨著《快思慢想》（*Thinking, Fast and Slow*），描述了大腦思考方式的兩個系統：一個「不費力」的系統與一個「懶惰」的系統。而這兩個系統的存在、合作、衝突都展現了一個法則：最小努力法則。「這個法則主張，如果達成同一個目標的方法有多種，人們往往會選擇最簡單的那一種。在經濟行為中，付出就是成本，學習技能是為了追求利益和成本的平衡。因為懶惰是人類的本性。」

最小努力法則在心理層面的應用是「心智成本最小化」。也就是我們在進行心理活動時，會節約心智資源、降低心智成本，因為改變需要消耗巨大的成本。包括：蒐集資訊，是資訊成本；理解、推理、比較、權衡新與舊資訊，用新資訊修改舊系統，是認知成本；新資訊給舊系統帶來的心理衝擊、修改舊系統時的抵觸、憤怒、矛盾、痛苦等，是心理成本；以上有一個過程，不會一蹴而就，是時間成本。所以說，改變觀念，著實不易。我們很容易因耗費那麼多心智而放棄改變，這是可以理解的。

然而父母與孩子觀念上的鴻溝，不僅時常會破壞父母和孩子的關係，而且可能傷害孩子的自我價值感。如果父母已有觀念是「瘋子才做心理諮商」、「同性戀是病」，而在孩子心中，「即使健康人失眠、失戀、壓力大、對未來迷茫等也可以去做心理諮商」、「不應該恐同」。雙方勢必產生衝突，孩子可能指責父母膚淺落後，把父母的觀點置若罔聞，抑或把自己封閉起來。

人們對事物的好惡之分，是基於成長過程中所受到的各方面的影響而產生，例如家庭、學校、職場、社會等。有些在孩子眼裡「不正確」且「可恥」的觀念，但父母認為是正確的，並非說改就能改。與此同時，時代在向前，越來越允許、包容、尊重甚至欣賞「不同」。因此，在多元化進程上，父母和孩子本來就不在一個起點。這不是誰的錯，這是希望孩子可以理解父母的一點。如果父母的「滯後」給親子關係帶來了隔閡與傷害，怎麼辦？每當這時，父母感覺沒辦法互相理解，父母想和孩子在一起，但他有些嫌棄。除了生氣，父母能做什麼？有沒有可能和孩子繼續同行？要和孩子同行意味著父母要改變觀念，而改變觀念又不容易，這事值得做嗎？這需要每個人給出屬於自己的答案。

如果父母重視與孩子的連結，那該怎麼做？第一，避免用情緒性的語言。例如，有位受訪者給了這個例子：「我父母不能接受紋身，說看起來就不像好人。其實很多反對紋身的觀點我可以接受，例如有些工作單位不接受有紋身的人，可能會影響器官移植等，這些起碼都還是在講道理。然而，父母一下子就說看起來就不像好人，那就很難再聊下去了。」父母的目的雖然是表達自己，但不能以孤立對方為代價，這樣對方才會真的願意留在談話中。

第二，避免把「對錯」當口頭禪。其實父母都知道，所有事情都存在不同面向，只是有時忍不住把對錯掛嘴邊，尤其對孩子的安全和利益擔心、著急、生氣的時候。然而，如果一直向孩子示範從對錯角度看問題，孩子很難從多個角度考慮，形成細膩、靈活、複雜的思辨能力與習慣。

第三，就事論事，同時接受結論的局限性。舉一個最簡單的例子，想讓孩子吃堅果，不能籠統說堅果「好」，而是得說堅果具體上有哪些營養。這樣更有說服力（因為羅列出了證據）、客觀（好壞評價是主觀的，而資訊是客觀的）、能引起孩子的好奇心（他學到知識，產生興趣）、符合孩子成長的自主需求（需要由自己主動做出吃堅果的決定）。即使雙方達成共識「我要吃堅果，堅果好」，也要提醒自己，堅果不是對所有人都好，某些人會過敏甚至有生命危險。我得出的結論適用於我的情況，但並不適用於所有人。

第四，父母可以鼓勵孩子在家庭教育以外提高思辨能力。但話說回來，思辨能力強的人不容易被控制。父母都樂意看到孩子在外面有主見，不被別人控制，但不希望孩子在家不聽話。此時父母應詢問自己的內心：我們究竟想要一個聽話的孩子，還是一個有獨立思考能力的孩子？

第五，父母可以不斷提高自己的思辨能力，讓觀念更豐富、有成長性。父母的思辨能力高，在孩子小的時候，能引導和培養孩子的思辨能力；孩子的思辨能力逐步提高後，也能與孩子互相啟發，讓觀念再更新。

總結一下，父母可以透過有效的溝通來和孩子互相交流，溝通的當下，針對客觀資訊，多角度的分析。若能和孩子達成共識固然開心，如果不能，也要記得求同存異，允許各持己見但又不傷和氣。在溝通以外的時間裡，則可多看多聽，願意了解、被改變。對父母來說，除了關心孩子安全，還與孩子多交流、多了解，甚至和孩子一同成長，非常不容易。但如果父母不願意去看孩子，孩子就會把自己隱藏起來。父母不想看到什麼部分，孩子就隱藏什麼部分。

去「讀」現在的年輕人。讀了，但不懂，沒辦法強求。然而，去讀，當作事實去承認，也許，讀著讀著就懂了，懂了的時候，會感到豁然開朗，與孩子的關係也更加密不可分。孩子在不斷成長，父母透過與孩子的交流，也在不斷改變和豐富自己，而父母也願意被孩子帶去看自己沒留意過的風景。這是精神的延續、生命的延續。

憂鬱症在自我態度上的症狀是低自我價值感。自我價值感低，不僅和憂鬱症有關聯，還會抑制個性、才能、事業、感情、生活等各方面的發展。提升兒童和青少年的自我價值感，父母要對孩子感興趣，真誠而好奇的認識孩子，這有利於孩子建立自我認知。父母對孩子的理解、接納、欣賞，會潛移默化的幫助孩子理解、接納、欣賞自己。

此外，透過讓孩子自己做決定、對自己負責的機會，在一次次實踐中搭建孩子的自我效能感。在某些有分歧的事情上，可以給孩子當思想領導者的機會，縮小代溝，這展現了父母對孩子的興趣、欣賞、信心，將成為孩子寶貴的經驗。

孩子是憂鬱，還是不開心？

1. 你記得孩子喜歡的事物變了嗎？這一週，讓自己像觀察陌生人一樣，重新認識孩子。試著把發現的特點客觀的描述出來。
2. 找到一個話題，和孩子討論，充分聽取孩子的想法，從中發現孩子的優點，包括觀念、思維方式、表達能力、個性、風度等。

結語　父母的協助永遠不可替代

兒童期、青少年期發作過憂鬱症，在成年期容易復發，而且會伴隨職業、社交、身心等多方面功能受損的嚴重後果。所以憂鬱症的干預（本書第一部）及預防（本書第二部），將直接而深刻的影響兒童和青少年的人生軌跡。

不論干預還是預防，也**不論孩子是否獲得了諮商心理師和醫生的專業幫助，孩子都會無比獲益於父母的溫度與力量。父母的作用是不可替代的**。然而說起來容易做起來難，日常的生活工作已經讓父母勞心勞力，養育孩子還如同不停的通關升級打怪。尤其當孩子走向或深陷憂鬱症，父母更加辛勞。此外，**孩子的憂鬱症也可能對父母產生負面影響**，這樣又容易陷入惡性循環。

父母如何才能成為一個穩定和有力量的存在，給孩子積極正面的影響？本書講述了許多方法。然而，所有方法在最開始嘗試時，父母都會感到「不好用」。

這時，不必責怪自己，也別急著放棄，只要問自己：這個方法是不是有道理？如果有道理，剩下的就是花時間多練習，在練習中逐步熟練。

不論干預還是預防，都要用動態的視角來看待。每個人的憂鬱症症狀不同，即使是同一個人的狀態也會有起有落。我們圍繞治療憂鬱症的努力也是動態的，每一次的努力都會不同。有時容易，有時艱難，有時效果好，有時適得其反，有時父母幫孩子，有時孩子幫父母。雖然無法肉眼可見，但父母每一次的反思、理解、幫助，都蘊藏著孩子治癒的良機。

不論干預還是預防，都要在聯繫中實現。打個比方，許多骨科問題其實是由骨頭周圍的肌肉、軟骨和韌帶等組織造成，手術也相應在這些周邊組織進行。同樣的道理，兒童和青少年的憂鬱症往往受家族精神疾病遺傳基因的影響，加上時代與社會的風險因素，受家庭氛圍和家人言行的潛移默化，被親子關係的衝突隔閡所催生，受同伴關係和師生關係的刺激，因學業壓力而加劇。因此，在幫助孩子的時候，除了看到孩子，也要把目光轉向孩子周圍，看到各種與孩子相關的因素。例如，親人是否患有未被診斷的憂鬱症、躁鬱症、焦慮症或其他障礙？父母有語言暴力嗎？孩子在學校曾被霸凌嗎？和個別老師關係緊張嗎？要改變青少年的狀態，離不開改變他們的環境。

即使圍繞孩子本身，要改善憂鬱症在身體、情緒、認知、行為、關係、自我價值感任何一方面的表現，也離不開其他各個方面的改善。這種聯繫性，一方面讓問題錯綜複雜，另一方面也給防治帶來了靈活性，增添了出路。

在**各種父母可以幫助的著力點中，我最想強調的是關係**。大多數時候父母教育孩子的目的是好的，但孩子並沒有變成父母想要的樣子，反而出現心理問題和關係裂痕。那怎麼辦？我想和各位父母共勉：不要為了追求「為他好」，而輕易的傷害了你們之間的關係。尤其在孩子年幼時，未來有很多時間可以教孩子，但如果關係不好了，他們什麼都不會願意跟我們學，心理健康風險也會隨之增加，反而與「為他好」背道而馳。如果出於各種原因，關係和心理健康已經有損傷，也請不要放棄，因為那不是結局。

不論干預還是預防，努力就一定有意義。從威廉·詹姆斯在一八九〇年出版的《心理學原理》（*The Principles of Psychology*）中首次提出可塑性（plasticity），到波蘭神經科學家耶日·科諾爾斯基（Jerzy Konorski）於一九六六年首次提出神經可塑性（neural plasticity），以及美國神經科學家瑪麗安·戴蒙德（Marian

Diamond）於一九六四年首次提供解剖學上大腦可塑性的證據，再到美國神經科學家邁克爾．梅策尼希（Michael Merzenich）於一九八〇年代末找到了「經驗和神經活動重塑大腦功能所遵循的機制」，至今「神經可塑性」已被廣泛證實，即大腦在結構和功能兩方面，持續一生都在發生著改變。

大腦發展與功能變化受不同環境因素的影響，既包括感官刺激、精神藥物、腸道菌群、睡眠等，也包括親子關係、同伴關係、壓力、重複性的經驗。結合憂鬱症，一方面，長期壓力、挫折、衝突、傷害等體驗，以及隨之而來的負面情緒、思維、行為、生理反應，都會影響大腦的結構與功能，使人更容易做出符合負面體驗的預判，引發負面情緒、思維、行為、生理反應，誘發、加重、維持憂鬱症。

另一方面，有憂鬱症潛在風險和已發病兆的人，仍然可以透過心理治療、自助、家庭干預、社會支持等努力，改變經驗，重塑神經回路和大腦功能，建立更積極正向的身心狀態和生活方式。

以大腦邊緣系統中的海馬體為例，它既負責學習和記憶（包括短期記憶、長期記憶、空間記憶），也參與情緒調節，幫助發展健康情緒性行為。雖然憂鬱症能讓海馬體萎縮一〇%，但研究發現，慢性憂鬱症給海馬體帶來的負面影響仍然可以被逆轉。所有的努力，雖然未必能立竿見影，但積少成多，最終都能有效減輕憂鬱症。

因此，改變什麼時候開始都比不開始要可貴，努力多少都比不努力要誠懇。如同父母希望孩子不論成績多差都別放棄，以「過程大於結果」心態爭取改變，那麼，在增進和孩子的關係上，父母是不是也可以不氣餒、不抱怨，當父母帶著「我來示範給孩子看」的擔當，孩子就會受到父母薰陶，學會困知勉行，做生活的勇士與智者。

本書開頭描述的家庭，後來怎麼樣了？這對父母充分感受到了孩子的痛苦，於是事事以憂鬱症為優先，積極支持心理諮詢和藥物治療，尋找各種資源。可是，在好轉一段時間後，令人匪夷所思的事發生了，病情又惡化了。原來，孩子的心裡是抵觸的。她告訴我：「給我資源的時候，**他們盼著立刻見效**，這讓我很有壓力，因為我不知道我什麼時候能康復、我好了之後還會不會突然復發。」

要理解孩子的感受並不容易，更重要的是，除了孩子自身的一些憂鬱因素，長久以來她對父母的許多做法心有怨恨，但又理解父母的最終目的，所以為自己對父母的怨恨而感到內疚和罪惡，撕扯與分裂時常令她的情緒陷入低谷。因此我們的工作中，很大部分的內容看似與憂鬱症不直接相關，而是圍繞著幫助父母重建親子關係，培養「用愛和方法去相處」。他們的關係逐漸從加重憂鬱症的風險因素，變成了支持孩子康復的保護性因素。

「我想自殺的事，如同在昨天，但又很遙遠，因為現在的心境不一樣了，好像翻了一個山頭，回不去了。以前我會為了避免失敗而不行動，現在能說服自己把事情做了，即使失敗，對我的殺傷力也沒有那麼大了。以前，我總拿自己和別人比，結果就是不如人，但是不如人不會讓我採取行動，只會心煩意亂。現在，我好像很少拿自己和別人比了，更能專注於面前遇到的難題，好像處理了面前遇到的難題也就沒什麼功夫去想別的。」她說起自己的變化時，有一點害羞，但她甚至考上了第一志願的大學，並且在學業之餘自學電腦繪圖。「一年前我無法想像我會有餘力學新東西。我很驚喜，很感動！」

在最後一次家庭面談中，父母感嘆：「送孩子來心理諮詢，本來只盼著把她的憂鬱症治好，後來才發現，其實在孩子罹患憂鬱症之前，我們和孩子的關係就已經出現問題了，**本來要改變她，結果發覺要改變我們自己**，最後感覺自己好像成了更好的家長。」「是的！你們做到了！」我說。

他們被憂鬱症推上了這條道路，透過了解憂鬱症，學習心理學、親子教育，學習並練習用愛和方法去相處，從被動、無助、恐懼、逃避到踏實努力，從為了孩子的憂鬱症吵架到一起面對使用一致的方法，甚至從因為憂鬱症在親戚朋友面前難堪，到最終成為榜樣！連孩子也說：「他們努力了，我看得到，有他們在，我感覺還是挺幸運的。」

蘇格拉底說：「未經審視的生活不值得過。」我認為未經父母審視的生活，且不論對父母來說值不值得過，至少對孩子來說是非常危險的。諾貝爾文學獎得主、美國作家威廉．福克納（William Faulkner）有一句意味深長的話：「過去從未死去，它甚至還沒過去。」（The past is never dead. It's not even past.）孩子罹患憂鬱症，就是最好的例證。所有的時光都從未「過去」。如果未經審視，我們會下意識的重複再重複，直到生活中的意外把我們撞擊出原有的軌道，也就是說，我們很難改變，除非被迫發生變化。

只有持續審視，我們才可能自主的選擇改變。每一天，都未過去；每一天，我們都有機會守護身心健康，和他人好好相處。

全書讀後挑戰

恭喜你，讀完了這本書。現在到了把所學融會貫通、付諸實踐的時候。

1. 最大的收穫是什麼？
2. 什麼是現在可以做出的改變？如果以幫助罹患憂鬱症的孩子康復或預防孩子憂鬱為目標，你願意和下決心做出什麼樣的改變？把這個改變聚焦在一、兩個具體得不能再具體的、小得看似不起眼的行為上。
3. 寫一段話給自己和孩子。

在拿起這本書之前，你已經是一個有經驗的父母了。你帶著問題和求知欲，翻開了這本書。而闔上這本書時，你的內心又走過了一段旅程，來到了一個新的地方。接下來的路上有許多可能，你會做得更好，也會幫助孩子變得更好。

致謝

在臨床心理學和其他助人領域，我遇到了令我無限敬重的師長，三生有幸。感謝江光榮老師啟蒙，臨床道路上各位督導悉心教誨，很多對話終生難忘，Dr. Rosely Traube 讓我發現療癒的本質，作家 Janna Malamud Smith 鼓勵我找回心中的讀者，Dr. Bea Holland 敦促我承擔更大的社會責任，Dr. Rebecca Drill 和 Dr. Jane Keat 更是常年切磋專業、陪伴成長的不可多得的良師益友。在各個階段，你們看到了我還沒看到但想成為的自己，你們的言傳身教給了我實現更多可能性的方向和力量。

當我閉上眼睛時，這些年來的來訪者，從學生到家長，一張張面孔，在我腦海中一一浮現。做出進行心理諮詢和治療的決定，需要巨大的勇氣。感謝你們的信任。你們給我機會聆聽、理解，一起尋找你們真正的需求和實現需求的途徑，見證你們從過往的難與痛中獲得力量。記得我的第一位來訪者曾對我說：「我認為妳有一天會出書，那時我希望妳能提到我。」謝謝你們。正是因為你們，我才有一種「不寫過不去」的巨大動力。

感謝江光榮老師、Dr. Albert Yeung、童慧琦博士在百忙中閱讀書稿，並提供真誠而寶貴的回饋。也謝謝朵拉陳諮商心理師、姍姍導演、曾崢及各位「楊意談心」團隊裡的小夥伴，謝謝你們投入的時間和熱情。這本書從草稿到出版，凝結了出版社許多工作人員的努力，尤其感謝劉利英編輯。

最後，感謝家人。如果沒有父母和丈夫的支持、分擔與關愛，是不可能完成這本書。在我對著電腦寫不出東西的時候，孩子會跑來給我一個大大的擁抱，把他的創造力「輸送」給我。有一次，他還好心的出主意：「媽媽，妳不知道寫什麼的時候，可以寫我從出生開始的故事！」也許我得努力在他長大之前兌現。

感恩一路上經歷的善意，也請允許我借此書傳播更多善意。

參考文獻

・Burns D D. Feeling great: the revolutionary new treatment for depression and anxiety [M]. Eau Claire: PESI Publishing & Media, 2020.

・Celikel F C, Kose S, Cumurcu B E, et al. Cloninger's temperament and character dimensions of personality in patients with major depressive disorder [J]. Comprehensive psychiatry, 2009, 50 (6): 556-561.

・Gotlib I H, & Hammen C L. (Eds.) Handbook of depression [M]. New York: The Guilford Press, 2002.

・Hankin B L. Cognitive vulnerability-stress model of depression during adolescence: investigating depressive symptom specificity in a multi-wave prospective study [J]. Journal of abnormal child psychology, 2008, 36 (7): 999-1014.

・Krupnik V. Depression as a Failed Anxiety: The Continuum of Precision-Weighting Dysregulation in Affective Disorders [J]. Frontiers in psychology, 2021 (12): 657-738.

・Limbana T, Khan F, & Eskander N. Gut Microbiome and

Depression: How Microbes Affect the Way We Think [J]. Cureus, 2020, 12 (8), e9966.

・Łojko D, & Rybakowski J K. Atypical depression: current perspectives [J]. Neuropsychiatric disease and treatment, 2017 (13): 2447-2456.

・MacQueen G, & Frodl T. The hippocampus in major depression: evidence for the convergence of the bench and bedside in psychiatric research [J]. Molecular psychiatry, 2011, 16 (3): 252-264.

・Mondimore F M, & Kelly P. Adolescent depression: a guide for parents [M]. 2nd ed. Baltimore: Johns Hopkins University Press, 2015.

・Nelsen, Jane. Positive discipline [M]. New York: Ballantine Books, 2006.

・Pittenger C, & Duman R S. Stress, depression, and neuroplasticity: A convergence of mechanisms [J]. Neuropsychopharmacology, 2008, 33 (1): 88-109.

・Romer D. Adolescent risk taking, impulsivity, and brain development: implications for prevention [J]. Developmental psychobiology, 2010, 52 (3): 263-276.

・Schulkin J. (Ed.). Allostasis, homeostasis, and the costs of physiological adaptation [M]. Cambridge: Cambridge University Press, 2004.

・Serani D. Depression and your child: a guide for parents and caregivers [M]. London: Rowman & Littlefield, 2013.

・Shulman E P, Smith A R, Silva K, et al. The dual systems mode: Review, reappraisal, and reaffirmation [J]. Developmental cognitive neuroscience, 2016 (17): 103-117.

・Teicher M H, Samson J A, Anderson C M, et al. The effects of childhood maltreatment on brain structure, function and connectivity [J]. Neuroscience, 2016, 17 (10): 652-666.

・Zahn-Waxler C, Klimes-Dougan B, & Slattery M J. Internalizing problems of childhood and adolescence: prospects, pitfalls, and progress in understanding the development of anxiety and depression [J]. Development and psychopathology, 2000, 12 (3): 443-466.

・Zisook S, Lesser I, Stewart J W, et al. Effect of age at onset on the course of major depressive disorder [J]. The American journal of psychiatry, 2007, 164 (10): 1539-1546.

・傅小蘭、張侃、陳雪峰等，中國國民心理健康發展報告（2019～2020）[M]，北京：社會科學文獻出版社，2021。

・楊東平、楊旻、黃勝利，教育藍皮書：中國教育發展報告

（2018）[M]，北京：社會科學文獻出版社，2018。

・ 楊東平、楊旻、黃勝利，教育藍皮書：中國教育發展報告（2019）[M]，北京：社會科學文獻出版社，2019。

・ 中華醫學會精神病學分會，中國精神障礙分類與診斷標準第三版（精神障礙分類）[J]，中華精神科雜誌，2011，34（3）。

國家圖書館出版品預行編目（CIP）資料

我的孩子是憂鬱，還是不開心？：變懶、易怒、冷漠、抗壓性低？這是少年的必經過程，還是情緒生病了？二者都需要辨識與處理 / 楊意著 .
-- 初版 . -- 臺北市：任性出版有限公司，2024.03
304 面；14.8×21 公分 . --（issue；058）
ISBN 978-626-7182-57-4（平裝）

1. CST：憂鬱症　2. CST：青少年精神醫學

415.985　112019990

issue 058

我的孩子是憂鬱，還是不開心？

變懶、易怒、冷漠、抗壓性低？這是少年的必經過程，還是情緒生病了？
二者都需要辨識與處理

作　　者／楊　意
校對編輯／連珮祺
美術編輯／林彥君
副 主 編／馬祥芬
副總編輯／顏惠君
總 編 輯／吳依瑋
發 行 人／徐仲秋
會計助理／李秀娟
會　　計／許鳳雪
版權主任／劉宗德
版權經理／郝麗珍
行銷企劃／徐千晴
業務專員／馬絮盈、留婉茹、邱宜婷
業務、行銷與網路書店總監／林裕安
總 經 理／陳絜吾

出 版 者／任性出版有限公司
營運統籌／大是文化有限公司
臺北市 100 衡陽路 7 號 8 樓
編輯部電話：（02）23757911
購書相關諮詢請洽：（02）23757911 分機 122
24 小時讀者服務傳真：（02）23756999
讀者服務 E-mail：dscsms28@gmail.com
郵政劃撥帳號：19983366　戶名：大是文化有限公司

法律顧問／永然聯合法律事務所
香港發行／豐達出版發行有限公司　Rich Publishing & Distribution Ltd
地址：香港柴灣永泰道 70 號柴灣工業城第 2 期 1805 室
Unit 1805, Ph.2, Chai Wan Ind City, 70 Wing Tai Rd, Chai Wan, Hong Kong
電話：21726513　傳真：21724355　E-mail：cary@subseasy.com.hk

封 面 設 計／禾子島　內頁排版／吳思融
印　　　刷／鴻霖印刷傳媒股份有限公司
出 版 日 期／2024 年 3 月初版
定　　　價／新臺幣 390 元（缺頁或裝訂錯誤的書，請寄回更換）
I S B N／978-626-7182-57-4
電子書 ISBN／9786267182550（PDF）
9786267182567（EPUB）